DR. THOMAS COWAN

# *IMPFUNGEN* und *AUTOIMMUN-ERKRANKUNGEN*

*„So wird man zukünftig die Kinder mit einem Stoff impfen, der durchaus hergestellt werden kann, sodass durch diese Impfung die Menschen gefeit sein werden, die Narrheiten des spirituellen Lebens nicht aus sich heraus zu entwickeln, ‚Narrheiten' selbstverständlich im materialistischen Sinne gesprochen."*

— RUDOLF STEINER, *„Der Sturz der Geister der Finsternis", 13. Vortrag: Die Intentionen der Geister der Finsternis, Dornach, Schweiz, 27. Oktober 1917*

DR. THOMAS COWAN

# *IMPFUNGEN* und *AUTOIMMUN-ERKRANKUNGEN*

Wie Impfstoffe neue *KINDERKRANKHEITEN* auslösen

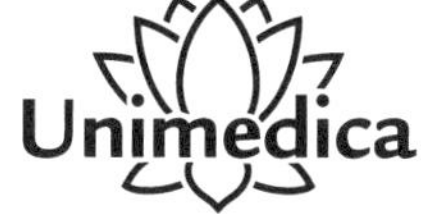

Dr. Thomas Cowan
Impfungen und Autoimmunerkrankungen
Wie Impfstoffe neue Kinderkrankheiten auslösen
1. deutsche Auflage 2021
2. deutsche Auflage 2021
3. deutsche Auflage 2023
ISBN 978-3-96257-211-2


Titel der Originalausgabe:
Vaccines, Autoimmunity and the Changing Nature of
Childhood Illness by Dr. Thomas Cowan

Narayana Verlag GmbH edition published by arrangement with Chelsea Green
Publishing Co, White River Junction, VT, USA www.chelseagreen.com

Übersetzung aus dem Englischen: Tobias Mörtl
Layout und Satz: Narayana Verlag
Coverdesign: Melissa Jacobson
Abbildung S. 201 © Ingrid Hatton Photography

Herausgeber: Unimedica im Narayana Verlag GmbH,
Blumenplatz 2, D-79400 Kandern
Tel.: +49 7626 974 970-0
E-Mail: info@unimedica.de
www.unimedica.de

# Inhaltsverzeichnis


Vorwort vii

Einleitung 1

TEIL 1

## Über die Entstehung von Autoimmunität

1. Wie sich Kinderkrankheiten verändern können 12
2. Über Fieber und die Eigenarten akuter Erkrankungen 19
3. Zwei verschiedene Immunsysteme 27
4. Autoimmunität und der Darm 36
5. Was *ist* eigentlich Autoimmunität? 47
6. Zellbiologie neu gedacht 59
7. Räumliche Orientierung, Autismus und Autoimmunität 75

TEIL 2

## Impfirrtümer: Drei Fallbeispiele

8. Die Windpockenimpfung: Ein Fall mit (un)beabsichtigten Folgen 92
9. Die Polioimpfung: Ein Fall von Ursachenverwechslung 103
10. Die Masernimpfung: Ein Fall von einseitiger Sichtweise 120

TEIL 3
## Behandlung und Genesung

11. Das Autoimmunprotokoll
für die Behandlung von Kindern und Erwachsenen 134
12. Die Cowan-Autoimmundiät 159
Schlussfolgerung 173
Anhang A 180
Anhang B 187
Weiterführende Literatur und Bezugsquellen 198
Über den Autor 201
Referenzen 202
Stichwortverzeichnis 207

# Vorwort

Vor einigen Jahren nahm ich an einer Debatte zum Thema Rohmilch teil, abgehalten zum Jahrestreffen der Internationalen Vereinigung für Lebensmittelschutz. Diese Organisation hat es sich zur Aufgabe gemacht, jeden Quadratzentimeter unserer Nahrungsmittel mit Strahlung, Gift, Dampfdruck oder Pasteurisierung zu bearbeiten, damit diese steril und leblos werden.

Der interessanteste Aspekt der Debatte war die deutlich unterschiedliche Weltsicht derer, die für und gegen Rohmilch sind. Die Befürworter lobten die wunderbaren Eigenschaften und Nährstoffe aus der Rohmilch, die vor Keimen schützen, eine gesunde Darmwand aufbauen, das Immunsystem unterstützen sowie die vollständige Assimilation aller Vitamine und Mineralstoffe aus diesem perfekten Naturprodukt gewährleisten.

Die Gegner (und Befürworter der Pasteurisierung) sahen die Welt jedoch anders: „Ich gehe nicht davon aus, dass die Natur perfekt ist“, sagte ihr Sprecher Dr. Jeff Kornacki. „Ich gehe davon aus, dass die Natur wild und bisweilen gefährlich ist." Er bezog sich dabei nicht nur auf den Knollenblätterpilz, der einen nach einem Bissen töten kann, sondern stufte auch Rohmilch, jenen Zaubertrunk, der seit Anbeginn der Zeiten noch jedes Säugetierbaby genährt hat, nicht nur als riskant, sondern geradezu als giftig ein.

Er ist ein typischer Vertreter einer Zunft von Wissenschaftlern, die glauben, dass die Natur gefährlich und feindselig ist und die ihr wissenschaftliches Paradigma um eine Bedrohung aufgebaut haben, die offensichtlich von den Grundbausteinen des Lebens wie Cholesterin und tierischem Fett ausgeht. Öffentliche Gesundheitsbehörden wettern eifrig gegen vollwertige Lebensmittel wie rotes Fleisch, Eier und Rohmilch. Man bringt uns bei, dass Sonnenstrahlung gefährlich ist und unsere Freunde, die Mikroorganismen, nur nach unserem Leben trachten wollen. Dieser Weltsicht zufolge ist die Natur voller Fehler, die wir mit den modernsten von der Wissenschaft entworfenen Technologien bekämpfen müssen.

Auf Grundlage der These von der unvollkommenen Natur hat man zahlreiche unangemessene Gegenprogramme entworfen, angefangen bei der Pasteurisierung bis hin zu Breitbandantibiotika und Massenimpfung. Dies sind jedoch keine kleineren Verfehlungen, sondern Strategien, die unsere Gesellschaft in die größte Gesundheitskrise aller Zeiten geführt haben, worunter besonders unsere Kinder übermäßig zu leiden haben.

Tom Cowan ist anders, ein Mediziner vom Schlag eines Dr. Weston Price, und seine alternative These lautet: Die Natur ist nicht feindselig, gefährlich oder unvollkommen, sondern mit tiefer Weisheit ausgestattet. Sicherlich braucht es ein gewisses Maß an achtsamer Planung, um Natur und menschliches Leben miteinander zu vereinbaren. Aber die Kriegsmentalität einer Cowboy-Ärzteschaft, die sich mit Spritzen und Tabletten bewaffnet den Weg bahnt, hat unser Leben weder gesünder noch glücklicher gemacht.

*Impfungen und Autoimmunerkrankungen – Wie Impfstoffe neue Kinderkrankheiten auslösen* beginnt mit der radikalen Aussage, dass Kinderkrankheiten wie Windpocken oder Masern eine bedeutende Rolle bei der Entwicklung unseres Immunsystems spielen, um uns ein Leben lang gegen Krankheiten wie Krebs oder Arthritis zu schützen. Demgegenüber stören Impfungen gegen jene Infektionen das Immunsystem, indem sie eine chaotische Komponente in das wunderbar intelligent organisierte Zytoplasma der Zellen einbringen.

Cowan präsentiert eine Sicht auf den menschlichen Körper, der mit einer angeborenen Weisheit operiert, und stellt sowohl Akut- als auch Langzeitbehandlungen vor, die eher von natürlichem Respekt als von Angst geprägt sind. Er klärt über Ernährungsformen, die den Körper wirklich sättigen und versorgen, über Verdauung, Nährstoffassimilation und über die natürliche Wirkung von Fieber auf. Der angstbasierten Impfpraxis mit ihren verheerenden Folgen gibt er in seinen Therapien keinen Raum.

Sally Fallon Morell
24.2.2018

# Einleitung

In dem Vorort von Detroit, in dem ich aufwuchs, gab es auf der Toilette der Kinderarztpraxis keine Handtuchhalter. Genauer gesagt gab es sie *nicht mehr*, nachdem ich sie auf meiner Flucht benutzt hatte. Dabei schob ich einen Arm durch die Streben, verschränkte beide Hände und hielt mich schließlich an der Halterung fest, als ob es um mein Leben ging.

In jenem Moment war ich auf der Flucht vor Dr. Kühl, meinem Kinderarzt und einem Freund der Familie, bei seinem Versuch, mich zu impfen. Diese Strategie wandte ich an, seit ich drei war: Sofort nach Betreten der Arztpraxis rannte ich ins Badezimmer. Da Diskutieren mit mir nichts brachte, versuchte es Dr. Kühl mit Gewalt, aber was konnte ein von Polio geschwächter Arzt – oder genauer gesagt durch eine Nervenlähmung, die man mit dem Poliovirus verwechselte – schon gegen ein wild entschlossenes Kind ausrichten, das mit jeder Zelle seines Körpers auf Verweigerung eingestellt ist?

Bei zwei Gelegenheiten wurde ich sogar ohne Impfung wieder nach Hause geschickt. In beiden Fällen versprach ich, wiederzukommen und zu kooperieren, obwohl ich nicht die

Absicht hatte, dies zu tun. Dr. Kühls einzige Antwort darauf war, die Handtuchhalter im Bad abzuschrauben.

Dieser Kampf ging über Jahre. Immer dann, wenn meine Mutter sagte, es wäre wieder Zeit für einen Arztbesuch, fühlte es sich für mich wie ein Kampf ums Überleben an. Manchmal schafften wir es nicht einmal aus unserer Toreinfahrt auf die Straße.

Dieses Buch ist gewissermaßen die volljährige Version dieses frühkindlichen Kampfes. Bloß weil ich jetzt groß bin, heißt das nämlich nicht, dass ich nun alles aus der Erwachsenenperspektive betrachte. Oder aus der Doktorperspektive, weil ich nun selbst Arzt bin. Weit gefehlt. Meine Empathie gilt nach wie vor dem verängstigten Jungen und nicht den autoritären Erwachsenen. Dr. Kühl betonte immer wieder, dass er Kinderarzt geworden sei, um anderen das Leid zu ersparen, das er mit seiner Kinderlähmung durchgemacht hatte. Ich aber sah – und sehe auch heute noch – lediglich einen angsteinflößenden Mann in ihm, der mir seine furchtbaren Spritzen aufzwingen will, auch wenn das der Ehrerbietung zuwiderläuft, die wir für Ärzte haben sollten.

In meinem jüngeren Selbst kann ich einen Jungen wahrnehmen, der auf Kampf eingestellt ist. Einen Jungen, der intuitiv spürt, dass diese Impfungen ihm schaden, nicht nur wegen des kurzen Pieks – was zu Beginn sicherlich der Hauptgrund für meine Abneigung gewesen war. Und das, obwohl ich weitaus weniger Immunisierungen durchlaufen habe (bzw. durchlaufen sollte) als ein heutzutage durchschnittliches amerikanisches Kind, das bis zum Alter von sechs Jahren 50 Impfungen und bis zum Alter von 18 Jahren 69 Impfungen mit 16 verschiedenen Erregern erhält.[1]

Und erst heute wird mir bewusst, wie recht dieser Junge hatte, als er denen misstraute, die doch eigentlich um sein Wohlergehen besorgt sein sollten. Nach beinahe vier Jahrzehnten als praktizierender Arzt glaube ich nämlich, dass wir dabei sind, unseren eigenen Kindern die größten Fehler anzutun. Ich glaube, dass sie diese Fehler mit Autoimmunerkrankungen oder Autismus ausbaden müssen, wenn sie dem Impfplan wie vorgegeben von der amerikanischen Seuchenschutzbehörde folgen, wie es bei den meisten der Fall ist. Und wenn wir unseren Kurs nicht ändern, werden wir auf eine massive Krise zusteuern.

Als ich erwog, dieses Buch zu schreiben, fragte ich mich, wozu noch ein weiteres Buch über die Gefahren der Impfpraxis gebraucht würde. Bücher dieser Art stehen nämlich in den Amazon-Bestseller-Listen für Alternative Medizin und Kinderheilkunde ganz oben. Viele von ihnen, wie z. B. *Der große Impfreport* von Neil Z. Miller oder *Die Impf-Illusion* von Suzanne Humphries und Roman Bystrianyk, sind intelligent, gut durchdacht, sauber recherchiert und überzeugend, auch wenn die Ärzteschaft Ihnen anderes weismachen möchte. Zudem sind erst kürzlich gut gemachte und informative Dokumentarfilme in Spielfilmlänge wie *Vaxxed* erschienen, die die Impfpraxis in einem nüchternen und weitaus differenzierten Licht präsentieren, als es Massenmedien tun. Die gesundheitlichen Nebenwirkungen sind übrigens sehr einfach nachzuweisen: In fachrezensierten Zeitschriften wurden bereits zahlreiche pharmazeutische Studien veröffentlicht, die berichten, wie Impfungen die Immunfunktion negativ beeinflussen. Da dies überall bekannt ist, betreibt das Ministerium für Gesundheits- und Arbeitsschutz ein speziell auf impfinduzierte Todesfälle, Behinderungen und Erkrankungen ausgerichtetes Kompensationsprogramm. Dieses soll die überwältigende Zahl weiterer gerichtlicher Klagen abwenden, die von impfgeschädigten Personen und ihren Familien in den 1980er-Jahren gegen Impfstoffhersteller und Ärzte angestrebt wurden.

Also warum noch ein weiteres Buch?

Die einfache Antwort lautet, dass es nicht wirklich ein Buch über die Gefahren von Impfungen ist, weder ein Überblick über die aktuelle Studienlage noch ein Versuch, festgefahrene Sichtweisen aufzuweichen. Ja, ich denke, dass Impfungen gefährlich sind, und ich denke ebenfalls, dass es genügend Nachweise gibt, die diesen Standpunkt stützen. Es gibt Beweise dafür, dass unser Organismus die Auseinandersetzung mit Kinderkrankheiten braucht, um die Grundpfeiler für lebenslange Gesundheit zu legen. Zum Beispiel werden wir in Kapitel 8 sehen, wie eine vergleichsweise harmlose Krankheit wie die Windpocken das Risiko für spätere Gehirntumore *senkt*, wohingegen die entsprechende Impfung das Risiko für Gürtelrose *erhöht*. In Kapitel 10 sehen wir, dass Kinder, die die Masern durchgemacht haben, seltener an Herzkrankheiten, Arthritis und Allergie leiden. Und Kapitel 9 zeigt uns, dass ein Virus, das seit Jahrtausenden eine friedliche Koexistenz im menschlichen Darm führt, für die lebensbedrohliche als Kinderlähmung bekannte Krankheit verantwortlich gemacht wurde und diese Panikmache zur industriellen Produktion von Impfstoffen führte, woraus eine Branche mit einem aktuellen Marktwert von 61 Millionen Dollar erwuchs.[2]

Das Buch möchte sich ein größeres Ziel stecken, nämlich eine neue Theorie zur Ätiologie bzw. Ursache von Autoimmunerkrankungen zu formulieren, für die unsere westliche Medizin noch keine zufriedenstellende Erklärung gefunden hat. Ich möchte mich also nicht mit der Feststellung begnügen, dass Impfungen gefährlich sind, auch wenn diese für mich stimmt. Ich möchte auch nicht bei folgender komplexen Aussage stehen bleiben, die in meinen Augen ebenfalls stimmt: Nämlich dass Kinderkrankheiten von einem akuten, infektiösen, selbstlimitierenden und mitunter sogar nützlichen Stadium in das chronische, autoimmune, unsinnige und oft lebenslange Leiden übergehen, dies in der Kindheit seinen Anfang nimmt und direkt mit Impfungen bzw. indirekt mit weiteren Umweltgiften zusammenhängt. Darüber hinaus möchte ich versuchen, die Entstehung dieses Autoimmungeschehens in einen größeren Rahmen zu setzen und dabei die wichtige Rolle von darm- bzw. zellvermittelten Immunreaktionen sowie die des Fiebers zu betonen.

Auch möchte ich gleich herausstreichen, dass ich die Begriffe *Autoimmunität* und *Autoimmunkrankheit* breiter definiere, als es Ärzte oder Personen aus medizinischen Berufen üblicherweise tun. Einige Krankheiten wie Morbus Crohn und Colitis ulcerosa sind klassische Autoimmunerkrankungen mit nachweislich erhöhten Antikörpern im Blutbild. Bei anderen hingegen wie Asthma, Neurodermitis und Allergien sind hohe Antikörperwerte nicht bekannt, aber es gibt nachweislich ein Ungleichgewicht zwischen der zellulären und der humoralen Immunantwort (s. Kap 3). Darüber hinaus hat man herausgefunden, dass die Zytokine IL-6 und IL-17 in bestimmten Hirnregionen bei autistischen Kindern erhöht sind. Außerdem wissen wir, dass eben jene Zytokine bei einer starken Aluminiumbelastung erhöht sind.

In diesem Buch beschreibe ich einen vielen Krankheitsbildern zugrunde liegenden Autoimmun*prozess*, bei dem es typischerweise zu unausgewogenen Immunreaktionen kommt. Ich benutze oft den Begriff der *Autoimmunerkrankung*, da er meiner Ansicht nach der richtige ist, um bei vielen Krankheitsbildern auf die zugrunde liegenden Ursachen hinzuweisen. Es kann dabei hilfreich sein, sich diesen Zustand als ein „Ungleichgewicht des Immunsystems" vorzustellen, um keine Verwechslungen mit dem weitaus engeren Begriff der *Autoimmunerkrankung* aufkommen zu lassen, der in der Schulmedizin verwendet wird.

Meine Sichtweise über die Zusammenhänge von Impfungen und den Beginn der Autoimmunität in der Kindheit, die sich über Jahrzehnte unter anderem aus der direkten Beobachtung von Hunderten von jungen Patienten entwickelt hat, ist teilweise auf bereits vorhandenem Fundamentalwissen über die Funktionsweise des Immunsystems begründet, unterscheidet sich dabei jedoch in großen Teilen von allen Quellen, die in der Schulmedizin als gesichert gelten. Alles begann für mich mit dem österreichischen Anthroposophen Rudolf Steiner, dessen Thesen mich nun schon mein gesamtes Berufsleben begleiten.

Im Herbst 1917 hielt Rudolf Steiner eine Vortragsreihe in Dornach (Schweiz). In einem dieser 14 Vorträge sagte er:

„Die Zeit wird kommen, vielleicht gar nicht in so ferner Zukunft, wo man sagen wird: Es ist schon krankhaft beim Menschen, wenn er überhaupt an Geist und Seele denkt. Gesund sind nur diejenigen Menschen, die überhaupt nur vom Leibe reden. Man wird es als ein Krankheitssymptom ansehen, wenn der Mensch sich so entwickelt, daß er auf den Begriff kommen kann: Es gibt einen Geist oder eine Seele. Das werden kranke Menschen sein. Und man wird finden – da können Sie ganz sicher sein – das entsprechende Arzneimittel, durch das man wirken wird. … Man wird aus einer ‚gesunden Anschauung' heraus einen Impfstoff finden, durch den der Organismus so bearbeitet wird in möglichst früher Jugend, möglichst gleich bei der Geburt, daß dieser menschliche Leib nicht zu dem Gedanken kommt: Es gibt eine Seele und einen Geist … Den materialistischen Medizinern wird man es übergeben, die Seelen auszutreiben aus der Menschheit."

In einem anderen Vortrag hielt er fest, dass „die Geister der Finsternis ihre Kostgeber, die Menschen, in denen sie wohnen werden, dazu inspirieren werden, sogar ein Impfmittel zu finden, um den Seelen schon in frühester Jugend auf dem Umwege durch die Leiblichkeit die Hinneigung zur Spiritualität auszutreiben. Wie man heute die Leiber impft gegen dies und jenes, so wird man zukünftig die Kinder mit einem Stoff impfen, der durchaus hergestellt werden kann, sodass durch diese Impfung die Menschen gefeit sein werden, die ‚Narrheiten' des spirituellen Lebens nicht aus sich heraus zu entwickeln, Narrheiten selbstverständlich im materialistischen Sinne gesprochen."

Viele finden Steiners Werk mysteriös, aber die wissenschaftliche Vorahnung, die aus seinen Worten klingt, begleitete mich, seit ich ihn las, durch mein gesamtes Studium der Medizin. Diese Zunft hat sich selbst auf diese mechanistische Sicht des Menschen reduziert, der nur aus Krankheit und Gesundheit, Leben und Tod zu bestehen scheint, sodass „gesunde" Menschen tatsächlich nur noch vom Leib sprechen *werden*. Steiners Einsichten brachten mich dazu, Impfungen im Gesamtkontext der westlichen Medizin zu betrachten. Gleichzeitig war ich gezwungen, *außerhalb* dieses Kontextes zu denken, da wir zunehmend Zeugen eines dramatischen Übergangs von akuten Kinderkrankheiten zu chronischen, erschöpfenden Autoimmunerkrankungen werden, von denen heutzutage so viele Kinder (und Erwachsene) betroffen sind.

Amerikanische Kinder sind mittlerweile so chronisch krank, dass wir zu einem neuen Verständnis von Medizin, Gesundheit und Krankheit finden müssen. Wir sind in einem Teufelskreis aus Symptomunterdrückung gefangen, so als würde man versuchen, eine Flut aufzuhalten, indem man seinen Finger in den Staudamm steckt. Akute Kinderkrankheiten wie Masern und Windpocken bringen dem kindlichen Organismus korrekte Immunantworten bei. Noch wichtiger ist es jedoch, dass sie dem jungen Menschen zeigen, wie er sich den eigenen Körper auf kraftvolle und verbundene Art und Weise zu eigen machen und dabei er selbst werden kann. Diesen Prozess zu verhindern oder vollständig zu kontrollieren, resultiert in einem lebenslangen Kampf gegen das Selbst – was ja im Kern einer Autoimmunerkrankung steckt.

Falls meine Aussagen erschreckend oder bedrohlich klingen oder Sie daraus schlussfolgern sollten, dass ich Kinder an Masern sterben sehen möchte, dann fragen Sie sich einmal selbst, wie viele Kinder Sie kennen, die an einer chronischen Autoimmunerkrankung leiden. Denn womit wir es hier zu tun haben, *ist* bereits erschreckend und bedrohlich, nämlich eine Massenepidemie chronisch kranker Kinder und ein Gesundheitssystem, welches die Situation nicht nur ermöglicht, sondern auch noch von ihr profitiert. Wenn Sie aber lieber den „Experten vertrauen" wollen, dann lassen Sie mich Sie daran erinnern, dass der Schweizer Chemiker Paul Hermann Müller 1948 den Medizin-Nobelpreis dafür verliehen bekam, indem er zeigte, wie sich Gelbfieber und Malaria eindämmen ließen ... und zwar mithilfe eines wunderbaren Insektizids, auch DDT genannt! Wenn wir überleben wollen, müssen wir eine andere Richtung einschlagen, ansonsten werden wir zu krank und zu belastet sein, um noch für all die anderen zu sorgen, die noch kränker oder gehandicapt sind.

Ebenso wie bei Dr. Kühl sind auch bei mir Erfahrungen aus der Kindheit, einschließlich derer, wo ich mich am Handtuchhalter festkrallte, mit dafür verantwortlich, dass ich mich der Medizin zuwandte und der Arzt wurde, der ich jetzt bin. Nämlich einer, der den Erkenntnissen der Wissenschaft und Schulmedizin mit einem, wie ich glaube, angemessenen Skeptizismus gegenübersteht. Einer, der sich fragt, welchen Preis Kinder dafür zahlen müssen, wenn man ihnen sämtliche

Steine aus dem Weg räumt. Einer, der glaubt, dass es in der Regel nicht gut geht, wenn man in natürliche Systeme mit Gewalt, Täuschung und einem krankhaften Bedürfnis nach Kontrolle eindringt. Sowie einer, der auch nach dreißig Jahren ärztlicher Praxis immer noch fragt: „Was tun wir Kindern *tatsächlich* an, wenn wir sie impfen?"

# TEIL 1

# Über die Entstehung von Autoimmunität

# Kapitel 1

# Wie sich Kinderkrankheiten verändern können

Als ich in den frühen 1960er-Jahren aufwuchs, gab es in meiner Grundschule in einem Vorort von Detroit einen Jungen mit Asthma. Ich erinnere mich so gut daran, weil dieser oft damit aufgezogen wurde, dass er nicht richtig atmen konnte. Als ich die vierte Klasse besuchte, gab es ein anderes Kind, das an einem Gehirntumor starb. Auch daran kann ich mich gut erinnern, da dies für unsere Klasse und die gesamte Schule ein traumatisches Erlebnis war. Abgesehen davon ist mir kein Kind in Erinnerung, das in irgendeiner Form chronisch krank war oder Medikamente nahm. Trotz der üblen Ernährung bei den meisten von uns kam es in der Regel nicht zu chronischen Krankheiten. Auch von Autismus hatte man weder bei Kindern noch bei Familienangehörigen jemals gehört. Nahrungsmittelallergien, in dem Maße, dass jeder davon sprach, waren unbekannt. Zu Sportfesten wurden überall Erdnusstütchen ausgeteilt. Sonderschulen waren noch nicht erfunden, auch wenn es die notorischen „Langsamlerner" natürlich schon immer gab.

Meine ärztliche Ausbildung beendete ich 1984 und ließ mich dann als Allgemeinarzt im Staat New York nieder. Einige Jahre später zog ich mit meiner jungen Familie nach New Hampshire, wo wir uns bald in die aktive anthroposophische Community eingliederten, die der Waldorf-Pädagogik, vollwertiger Nahrung und naturverbundenem Leben zugetan war. Meine eigene Arztpraxis in New Hampshire war eines der Projekte, die auf Betreiben der Community entstanden, ebenso wie eine der größten Waldorf-Schulen Nordamerikas sowie eines der ältesten Waldorf-Internate der Welt. Mit Unterstützung der Gemeinde begründeten wir die erste Landwirtschaftsinitiative Nordamerikas, engagierten uns stark für das Leben und die Versorgung behinderter Menschen und bauten vor dem Hintergrund von Kunst, Biodynamik und Anthroposophie weitere kleine Projekte auf. Ich blieb dort fast zwanzig Jahre lang als der Gemeindedoktor, bevor ich 2003 nach San Francisco übersiedelte, wo ich auch heute noch praktiziere.

Da die Community aus vielen jungen Familien bestand, kamen deren Kinder als Patienten zu mir. Nur wenige Eltern bestanden auf einer Impfung, was mir entgegenkam, da ich nach meiner Zusatzausbildung in Anthroposophischer Medizin zu dem Schluss gekommen war, dass Impfen und Fehlbehandlung von Akutinfekten die Hauptursachen für chronische Krankheiten sind. Tatsächlich war Tetanus der einzige Impfstoff, mit dem ich je hantierte und den ich vielleicht zwanzig Mal in meiner gesamten Arztkarriere verabreichte.

Mit fortlaufender Praxis gewann ich mehr Einsichten in die ärztliche Behandlung von Kindern, die Altersgruppe, in der Impfungen die größte Rolle spielen. Ich hatte also Gelegenheit, Kinder, die sich vollständig bzw. teilweise an den Impfplan hielten, mit jenen zu vergleichen, die überhaupt nicht geimpft waren. Da ich zu dem Zeitpunkt, als ich meine Praxis aufnahm, bereits eine gute Portion Skepsis gegenüber den orthodoxen Behandlungsmethoden mitbrachte – was natürlich der Grund dafür ist, dass meine Ausrichtung von der Schulmedizin abwich – kann ich nicht behaupten, ein unparteiischer Beobachter gewesen zu sein. Was ich aber in Anspruch nehmen kann, ist, dass meine Beobachtungen meine ursprüngliche Position nie infrage stellten, sondern sie lediglich bestärkten.

Ich sah in meiner Praxis selten ein ungeimpftes Kind mit irgendeiner Form von chronischer Krankheit. In der Regel waren dies gesunde Kinder mit einer guten Ernährung, die viel draußen spielten. Im Gegensatz dazu musste ich bei Kindern, die in der Vergangenheit bei anderen Ärzten durchgeimpft oder teilgeimpft wurden, immer wieder chronische Krankheiten wie Asthma, Hautausschläge, Epilepsie und Verdauungsstörungen behandeln. Im Laufe der Zeit litten immer mehr geimpfte Kinder unter diesen Einschränkungen. Ich glaube, dass dies daran liegt, dass im Zeitraum von 1989 bis 1995 nicht nur viele weitere Immunisierungen eingeführt, sondern Impfstoffe nun auch mit Zusatz- und Konservierungsstoffen versehen wurden.

Meine Praxis in New Hampshire gab mir auch die Gelegenheit, jene Krankheiten zu behandeln, gegen die der

Großteil der Kinder routinemäßig geimpft wird. Ich habe Hunderte Fälle von Keuchhusten gesehen (einschließlich aller meiner drei Kinder), Hunderte Fälle von Windpocken, ungefähr fünfzig Fälle von Masern, einen Tetanusfall, ungefähr zwanzig Fälle von Mumps, einige Kinder mit Röteln, kein Kind mit Diphtherie, Meningitis, Kinderlähmung oder einem Erstausbruch von Hepatitis B. Zwei Kinder aus meiner Praxis mussten infolge von Komplikationen stationär behandelt werden: eines mit Windpocken und eines mit Tetanus. Soweit ich weiß, haben sich alle Kinder, einschließlich der beiden im Krankenhaus, gut und ohne lebenslange Spätfolgen von ihrer Erkrankung erholt.

Ein paar Jahrzehnte später ist es nicht nur üblich, dass in jeder Familie mindestens eine Person wegen chronischer Krankheit behandelt wird, sondern auch dass Autismus, Lernblockaden, Asthma und Nahrungsmittelunverträglichkeiten in Anzahl und Schwere förmlich explodiert sind. Schätzungen zufolge hat

1 von 2,5 Kindern eine Allergie.[3]
1 von 6 Kindern eine Entwicklungsstörung.[4]
1 von 9 Kindern ein Aufmerksamkeitsdefizit-/Hyperaktivitätssyndrom (AD(H)S).[5]
1 von 11 Kindern Asthma.[6]
1 von 13 Kindern ernsthafte Nahrungsmittelunverträglichkeiten.[7]
1 von 36 Kindern Autismus.[8]

Diese Zahlen spiegeln einen landesweiten Notstand wider. Wie konnte das passieren? Wie können wir als Gesellschaft, als Eltern, als Erwachsene und als Bürger *zulassen*, dass so etwas geschieht? Es ist eine Krise epischen Ausmaßes, eine, die uns dazu zwingen sollte, innezuhalten und uns zu fragen: „Was in aller Welt passiert hier gerade?“ Im Grunde stellen sich ja viele von uns *bereits* diese Frage, als Individuen der Gesellschaft, also Eltern, Bürger oder einzelne Ärzte. Aber die beiden Organe, die in dieser Angelegenheit am meisten bewirken könnten, nämlich die Regierung und das Gesundheitswesen, weigern sich, die Schwere dieser Krise anzuerkennen, und machen weiter wie bisher.

Manche Menschen behaupten, dass dieser massive Anstieg an chronischen Krankheiten bei Kindern das Ergebnis besserer Diagnosewerkzeuge ist. „Besser“ ist allerdings eine sehr zweifelhafte Umschreibung für aktuelle Diagnoseverfahren, von denen viele darin bestehen, dass der Arzt eine Checkliste auf dem Computer abhakt und dabei mitunter kaum auf den Patienten eingeht bzw. ihn genauer anschaut. Es gibt also definitiv ein Problem mit dieser Art von Diagnose, aber selbst die sogenannte Überdiagnose kann nicht das explosiv ansteigende Krankheitsgeschehen erklären. Manche Erkrankungen mögen im Verborgenen entstehen, ein Kind mit Autismus zu erkennen ist aber nicht schwer. Die Verhaltensmuster und Bedingungen, an denen man Autismus erkennt, kamen erstmals 1937 auf, blieben aber noch bis in die 1990er-Jahre praktisch unbekannt.

Andere behaupten, dass es sich um genetische Faktoren handelt. Es ist richtig, dass bestimmte Personen eine genetische Prädisposition für umweltbedingte epigenetische Schäden haben. Wir sollten dies aber nicht fälschlicherweise als „genetisch bedingt" bezeichnen, da die betroffenen Familien über mehrere Generationen ohne nennenswerte Einschränkungen ihrer Gesundheit leben können, bis umweltbedingte Auslöser oder Schadstoffe ins Spiel kommen. Zum Beispiel haben manche Menschen eine genetisch bedingte Entgiftungsschwäche von Schwer- und Leichtmetallen, sodass sie besonders unter dem zugesetzten Aluminium in Impfstoffen leiden. Auch die Behauptung, dass Erkrankungen „genetisch" sind, entspricht nicht der weitaus differenzierteren Realität. Es wäre daher akkurater, von „umweltbedingten" Krankheiten mit genetischer Prädisposition zu sprechen, aber diese ätiologische Erkennung von „Umweltauslösern" würde uns dazu zwingen, auch etwas dagegen zu unternehmen.

Tatsächlich ist der explosive Anstieg von chronischen Krankheiten direkt auf den Rückgang von akuten Infektionen zurückzuführen, da Letztere das Immunsystem „trainieren". Impfungen hingegen sind weit davon entfernt, das Immunsystem sinnvoll zu trainieren. Vielmehr provozieren sie, unter anderem durch die Einschleusung von Giftstoffen, die der Organismus verzweifelt versucht, wieder loszuwerden, eine überschießende Immunantwort, die die Medizin in der Folge mit fiebersenkenden Mitteln (Antipyretika) bekämpft.

Die Medizin und insbesondere die Kinderheilkunde sollten einen Schritt zurücktreten und ihre Behandlungsmethoden an bereits erkrankten Kindern erneut überprüfen. Ein krankes Kind mit Fieber befindet sich in keiner Notlage. Es geht durch einen Lernprozess, der nicht permanent unterbrochen werden darf, um Körper, Geist und Immunsystem auf ihre lebenslangen Aufgaben vorzubereiten. Eltern und Ärzte, die um das Wohl von Kindern bemüht sind, sollten ihr auf Angst basiertes Verständnis von akuten Infektionen ablegen, das im modernen Gesundheitswesen vorherrscht. Eltern sollten vor allem darin geübt werden, ihre Kinder durch diese Art von Krankheiten unterstützend zu begleiten. Jedes Mal, wenn vorschnell ein Fiebermittel oder ohne dringenden Grund ein Antibiotikum verschrieben wird, lähmen wir das Kind in seiner Entwicklung. Um das zu ändern, bedarf es nicht nur einer neuen Sichtweise auf die Entwicklung des Immunsystems, sondern auch Mut seitens der Eltern, ihren Kindern jene menschlichen Erfahrungen zuzumuten, eine Krankheit zunächst zu erleiden, um sie schließlich zu überwinden. Das zumeist stillschweigende Versprechen der modernen Medizin besteht hingegen darin, auf dem Sprung in eine Welt ohne Krankheit, Schmerz oder Leid zu sein. Diese Irreführung sollte als die grausame Illusion entlarvt werden, die sie ist. Sie vernebelt unser Urteilsvermögen mit Wunschdenken und macht uns unfähig zu vernünftigen, weisen Entscheidungen. Diese fordern unsere Kinder von uns, ebenso wie unsere Begleitung und Orientierung auf ihrem Weg in die Zukunft jedoch zu Recht ein.

# Kapitel 2

# Über Fieber und die Eigenarten akuter Erkrankungen

*Gebt mir eine Medizin, die Fieber herbeiführt,*
*und ich kann jede Krankheit heilen.*
– *Hippokrates.*

Im November 1890 amputierte der 28-jährige Chirurg William Coley den Unterarm einer jungen Frau namens Bessie Dashiell, einer engen Freundin von John D. Rockefeller Jr., die einen bösartigen Knochentumor in der Hand hatte. Coley war erst kürzlich in den Dienst am New York City Memorial Hospital eingetreten, wo er von dem bekannten Sarkom-Spezialisten Dr. James Ewing unter die Fittiche genommen wurde. Obwohl das Memorial Hospital als das weltweit beste Behandlungszentrum für Sarkome galt, streute der Knochenkrebs bei der jungen Frau weiter durch den ganzen Körper und kostete sie innerhalb weniger Wochen das Leben.[9]

Coley war nicht nur von diesem Tod erschüttert, sondern auch von der Tatsache, dass das Memorial Hospital trotz seiner – für die damalige Zeit – fortschrittlichen chirurgischen Techniken zu oft bei der Sarkombehandlung versagte. Deshalb begann er, die Krankenhausakten zu studieren. Er wollte besser verstehen, welche Faktoren im zeitlichen Verlauf den Unterschied zwischen Erfolg und Versagen ausmachten. Die Ergebnisse waren ernüchternd: Nur bei sehr wenigen der stationären Sarkom-Patienten war es jemals zur Genesung gekommen.

Angesichts der massiven Fehlraten stach der Fall eines deutschen Immigranten und Hafenarbeiters deutlich heraus. Laut Akte wurde der Mann in das Memorial Hospital 1883 mit einem bösartigen Tumor im Nacken aufgenommen. Als er später wieder entlassen wurde, zeigte er, obwohl er keiner Operation unterzogen wurde, keine weiteren Anzeichen eines Tumors. Coley war fasziniert und machte den Mann ausfindig: Er lebte noch und war bei guter Gesundheit und berichtete von seiner Erfahrung. Coley erfuhr, dass sich der Mann während der Wartezeit auf die Operation mit einem ansteckenden Erysipel infiziert hatte, einer tiefgreifenden und schmerzhaften Streptokokken-Infektion der Haut.[10]

Erysipel gehen normalerweise mit intensiven Schmerzen, Rötungen und hohem Fieber einher. Bevor es Antibiotika gab, war es nicht unüblich, dass Erysipel-Patienten über Wochen hohes Fieber von 40 °C oder mehr hatten. Auch kam es nicht selten vor, dass sie an dem Erysipel starben. Dieser Patient jedoch erholte sich davon und auch sein Sarkom verschwand. Die geplante Operation konnte entfallen und der Mann wurde entlassen.

Solche Fälle werden typischerweise unter der Kategorie „Spontanheilung unbekannter Ursache" subsumiert, aber Dr. Coley begann sich für die Rolle des Fiebers und des Immunsystems bei der Heilung von Krebs und anderen Krankheiten zu interessieren. In der wissenschaftlichen Literatur entdeckte er, dass sogenannte Spontanheilungen meistens bei Patienten auftraten, die gleichzeitig eine akut-febrile Infektion durchmachten. Er stieß auch auf eine Gruppe von Ärzten, die ihre Patienten mit Fiebertherapie behandelten. Und er erfuhr, dass man Krebspatienten in Europa mitunter bakterielle Gifte injizierte, um Fieber zu induzieren. Im Jahr 1891 begann Coley mit eigenen Experimenten.

Zunächst verabreichte er seinen Patienten Injektionen mit dem Erysipel-Auslöser *Streptococcus pyogenes.*[11] Von den Patienten, die durch diese Exposition tatsächlich ein Erysipel entwickelten, starben zwischen 20 und 40 % an der Infektion. Ungefähr der gleiche Prozentsatz erlebte keinen nennenswerten Einfluss auf den Tumor. Und ungefähr 40 % aller Patienten wurden geheilt.[12] Diese Ergebnisse waren von großer Bedeutung und ließen gleichzeitig zu wünschen übrig: Einerseits hatte zum ersten Mal in der modernen Medizingeschichte ein nicht-operativer Eingriff bei einer großen Zahl von Patienten zur dauerhaften Remission von einer ansonsten unheilbaren Krebsart geführt. Andererseits war eine Mortalität von 20 bis 40 % auch trotz guter Therapieerfolge ein deutlich zu hoher Preis. Coley machte sich daher auf die Suche nach einer besseren Lösung.

Nach langjährigen Versuchen war er in der Lage, einen endotoxischen Teil von *S. pyogenes* zu isolieren – und zwar die

Außenmembran der Zellwand, die bei gramnegativen Bakterien eine starke Immunantwort provoziert – und diesen mit dem Endotoxin der Gattung *S. marcescens* zu kreuzen.

Jedes dieser Endotoxine kann für sich genommen starkes Fieber auslösen. Da Coley aber nur den Teil der Bakterien isolierte, der die Immunantwort hervorruft, stellte er sicher, dass das Risiko einer lebensbedrohlichen Infektion im Vergleich zur Injektion mit lebenden Bakterien deutlich herabgesetzt war. Diese Mischung, die als *Coley's Toxins* bekannt wurde, injizierte er seinen Patienten je nach Verträglichkeit in aufsteigenden Dosen und erzeugte so über einen Monat lang ein stabiles Fieber um die 40 °C. Glücklicherweise hatte sich also seine Bereitschaft, das Leben anderer Menschen zu riskieren, ausgezahlt. Die Sterberaten sanken in den Keller und die positiven Wirkungen der Fiebertherapie waren lang anhaltend.

Coley behandelte fast 1000 Patienten, meistens mit inoperablen Sarkomen, und seine Toxin-Mischung (die zuletzt in 13 Zusammensetzungen erhältlich war) wurde über den Pharmahersteller *Parke, Davis and Company* Ärzten in ganz Europa und Nordamerika zugänglich gemacht.[13] Eine Studie von 1945 schätzte die Remissionsrate auf über 60 Prozent von mehr als 300 inoperablen Krebsfällen.[14] Das ist ein erstaunlicher Wert und übersteigt bei Weitem sämtliche Aussichten, die die moderne Onkologie Krebspatienten im 4. Stadium machen kann.

Jahrzehntelang wurden Coleys Toxine überall in den USA und Europa zur Behandlung einer breiten Palette von Krebsarten eingesetzt; sie wurden jedoch immer kontrovers diskutiert, was daran lag, dass Coley nie überzeugend erklären konnte, wie die Mischungen wirkten, und dass Resultate schlecht vorhersehbar waren. Bereits 1894 hagelte es die erste heftige Kritik im *Journal of the American Medical Association (JAMA)*. In der Ausgabe hieß es: „Das totale Versagen der Toxin-Therapie zur Behandlung von Sarkomen und bösartigen Tumoren gilt nun als relativ gesichert."[15] Und James Ewing, ein fanatischer Verfechter der Strahlentherapie, untersagte Coley den Einsatz seiner Toxin-Therapie am Memorial Hospital.

1962 sollten die Bakterienmischungen regelrecht verbannt werden, als die *Food and Drug Administration (FDA)* ihnen die Zulassung als Arzneidroge verwehrte.[16] Die Nachkriegsjahre markierten zugleich den Beginn von Strahlen- und Chemotherapie und den Übergang in die „Genetische Revolution". Etwas so Simples, wie ein Fieber zu induzieren, mutete jetzt fast steinzeitlich an, wenn man seine Patienten doch mit modernster Technik beschießen konnte. Die pharmazeutische Welt hatte mit Aspirin und Acetaminophen (ähnlich zu Paracetamol) zwei fiebersenkende Mittel entdeckt und man begann mit der breitflächigen Verschreibung von Antibiotika. Den menschlichen Körper als einen selbstheilenden Organismus und Fieber als Hauptwerkzeug dieses Prozesses zu betrachten, gehörte nicht länger in den Behandlungskoffer des modernen Doktors.

Ironischerweise betrachtet man Coley heute als den Vater der „Immuntherapie", die 2016 vom Magazin *Atlantic* als eine der vielversprechendsten „neuen" Krebstherapien der letzten Jahrzehnte vorgestellt wurde.[17] Medizinische Fakultäten der *University of California* oder der *Stanford University* machen in ihrer Krebsbehandlung zunehmend Gebrauch von Immuntherapien. Zwar preist man die Immuntherapie als

„neue“ und weniger toxische Alternative an, würdigt dabei jedoch in den seltensten Fällen die Rolle, die das Fieber für die Immunantwort spielt. (Wie das genau abläuft, ist noch ungeklärt; wenn wir uns aber auf den Weg der immunologischen Krebstherapie begeben, sollten wir zunächst zu verstehen versuchen, wie unser Immunsystem überhaupt erst so dysfunktional geworden ist.) Das übliche Vorgehen ist weiterhin, beim kleinsten Anzeichen von Fieber fiebersenkende Mittel (Antipyretika) sowie bei jeder bakteriellen Infektion Antipyretika und Antibiotika zu verschreiben – selbst jenen Krebspatienten, die in dem Moment eine (bzw. mehrere) Immuntherapie(n) durchlaufen.

Was aber hat all das mit Impfungen und ihrem Einfluss auf gängige Kinderkrankheiten zu tun?

Im weitesten Sinne geht es um unsere Definition von Gesundheit und Krankheit. Bis noch vor ungefähr 50 bis 80 Jahren deutete man ein Krankheitsgeschehen, wenn auch von verschiedenen Menschen an verschiedenen Orten, auf Grundlage eines gemeinsamen Nenners. Oft war in den normalen Tagesablauf ein schädlicher Einfluss eingedrungen, sei es kalter Wind, verdorbenes Essen, schlechtes Wasser bis hin zu bösen Geistern und familiären Konflikten. Was es auch war, man musste es aus dem Körper „ausleiten“.

Diese „Ausleitung“ ist genau das, was im akuten Krankheitsfall geschieht. Wir (modernen Ärzte) haben jedoch vergessen (oder nie gelernt), dass eine Akutinfektion – in der Regel selbstlimitierend und von Fieber, Ausschlägen und Eiter begleitet – der bevorzugte Weg des Körpers ist, um sich von unerwünschten Giften und Stoffen zu befreien. Wenn man sich z. B. einen Splitter in den Finger stößt und nicht herauszieht, bildet der Körper Eiter, um ihn abzustoßen. Der Eiter ist ein Werkzeug des Körpers und keine behandlungsbedürftige Krankheit. Die Krankheit ist, wenn man so will, der Splitter. Wenn man hingegen den Eiter als die Krankheit ansieht, weil er ja eine Infektion ist, dann könnte man Antibiotika nehmen, während der Splitter unangetastet bleibt. Diese Fehlbehandlung akuter Erkrankungen legt die Grundlage für spätere chronische Krankheiten. Wenn eine Krankheit chronisch wird, ist ihr also eine toxische Belastung vorausgegangen mit gleichzeitiger Unterdrückung der körpereigenen Fähigkeit zur Entgiftung.

In der modernen Medizin spricht man jedoch kaum noch von „schädlichen Einflüssen", das Interesse hat sich in Richtung Genetik verlagert. Wie besessen versuchen wir, die spezifischen Mutationen ausfindig zu machen, die in bestimmten Tumorzellen auftreten. Jährlich geben wir Milliarden von Dollar aus, um DNA-Sequenzen dieser entarteten Zellen zu entschlüsseln. Und auch wenn dieses Forschungsfeld seit einem halben Jahrhundert existiert, hat sich die Prognose von Krebspatienten bislang nur minimal verbessert.

In den über 30 Jahren meiner Tätigkeit als Hausarzt stellte ich mir bei einem kranken Kind immer zuerst die Frage, wie ich ihm durch die akute Notlage helfen könne, ohne seine Symptome zu unterdrücken. Meine 12-jährige Teilzeittätigkeit als Notarzt in New York und New Hampshire war hingegen von ständiger Frustration geprägt, da ich fast keinerlei Kontrolle darüber hatte, wie die Patienten in den Rettungsstellen symptomatisch behandelt wurden. Kindern mit knapp 40 °C Fieber gab man sofort Acetaminophen, „um das Fieber runterzubringen“, manchmal gleich im Warteraum, bevor ich sie überhaupt sehen konnte. War das Fieber unterdrückt, wurden die Kinder auf bakterielle Infektionen wie Bronchitis, Sinusitis oder Mittelohrentzündungen untersucht und ggf. mit Antibiotika behandelt, um die Infektion „auszuräumen“. Diese Prozedur findet tagtäglich an Tausenden Orten auf der ganzen Welt statt, meist ohne sich bewusst zu machen, welche Bedeutung Infektionen, Fieber und akuten Erkrankungen bei der Reifung des kindlichen Immunsystems zukommt.

Die Rolle der Infektionen (im Allgemeinen) sowie des Fiebers (im Besonderen) bei der Prävention und Behandlung von Krankheiten zu verstehen, würde wahrscheinlich mehr für die Gesunderhaltung unserer Kinder bedeuten als jede andere Maßnahme oder medizinische Errungenschaft. Die Bedeutung von Fieber und akuten Erkrankungen für die Entwicklung des Immunsystems außer Acht zu lassen – wie es unser Gesundheitswesen momentan tut –, wird auch bei der Behandlung von Krankheiten fundamentale Irrtümer nach sich ziehen, was vom überwiegenden Teil der Ärzteschaft unter Beweis gestellt wird.

Besonders in Bezug auf Impfungen werden schwerwiegende Fehler gemacht, da wir es hier mit dem sich noch entwickelnden Immunsystem sehr junger Menschen zu tun haben.

# Kapitel 3

# Zwei verschiedene Immunsysteme

In meine Praxis in San Francisco kommen oft Patienten, die von ihrem „Immunsystem" sprechen, wenn sie darauf hindeuten wollen, dass sie in letzter Zeit häufiger krank sind. Ihr schlechter Gesundheitszustand bedeutet für sie, dass ihre „Immunabwehr" geschwächt ist. Sie haben oft keinen Begriff davon, was das Immunsystem ist oder tut. Fairerweise muss man aber dazusagen, dass auch das, was Forscher davon zu wissen glaubten (und dabei oft unwissend waren) innerhalb des vergangenen Jahrzehnts durch die Erkenntnisse über das Mikrobiom und die nützlichen Darmbakterien gehörig auf den Kopf gestellt wurde. Bestimmte Grundlagen blieben dabei jedoch unverändert und diese sind für unser Thema der Autoimmunerkrankungen von Bedeutung. In diesem Kapitel soll daher eine – zugegebenermaßen stark vereinfachte – Einführung in dieses komplexe Thema folgen, die dem Anspruch, den Rahmen für ein neues Verständnis zu setzen, hoffentlich Genüge tun wird.

Einen Patienten kläre ich in der Regel zunächst darüber auf, dass sich unser Immunsystem aus einer zweistufigen Abwehr zusammensetzt, die uns im funktionalen und kooperativen Zustand robuste und verlässliche Gesundheit beschert. Die *zelluläre Immunabwehr,* die sich durch die Aktivität der weißen Blutkörperchen auszeichnet, bildete sich mit der Höherentwicklung der Lebewesen als Erste aus und ist folgerichtig in vielerlei Hinsicht einfacher und primitiver als die zweite Form, die *humorale Immunabwehr.*

Konkret gestaltet sich die zelluläre Immunabwehr als *Immunantwort* auf chemischer Ebene, mittels derer weiße Blutkörperchen ausgesendet werden, sobald eine Körperregion mit Fremdsubstanzen „befallen" ist. Das können Viren, Bakterien und Pilze, aber auch Giftstoffe wie Aluminium und Quecksilber sein.

Nehmen wir das Windpockenvirus (Varizella zoster), das Tausende von Zellen vorwiegend im Atmungstrakt infiziert, wenn ein Kind ihm zum ersten Mal ausgesetzt ist. Der Körper produziert daraufhin chemische Botenstoffe, um weiße Blutkörperchen in das Areal zu senden, wo die kranken und infizierten Zellen eliminiert werden müssen. Entweder werden die infizierten Zellen direkt gefressen und verdaut oder mit Stickstoffmonoxid „eingesprüht", was sie zunächst unbeweglich macht und später abtötet. Die weißen Blutkörperchen entsorgen dann den Abfall, in der Regel über die Haut (daher entstehen Ausschläge) oder durch die Bildung von Schleim, der abgehustet oder ausgeschnaubt wird.

Der entscheidende Punkt bei der zellulären Immunabwehr ist die primäre Immunantwort der weißen Blutkörperchen auf Infektionen oder Giftstoffe im Gewebe. Diese Antwort schließt die Eliminierung mit ein, die sich als Fieber, Hautausschlag, Schleim oder Husten zeigen kann, was wir gemeinhin als „krank sein" verstehen. Mit anderen Worten: Was zu den als Krankheit verstandenen Symptomen führt, ist die Reaktion unserer zellulären Immunantwort. Es ist ganz wichtig zu verstehen, dass es *nicht* die Viren, Bakterien oder Schadstoffe sind, die uns „krank machen". Diese äußeren Stoffe lösen eine körpereigene Reaktion aus und diese *Immunantwort* nehmen wir als Kranksein wahr. Konkret gesagt geschieht das Kranksein also an dem Ort, wo die Schadstoffe (z. B. eine Infektion) vom Immunsystem *eliminiert* werden.

Ein Mensch mit einer defekten zellulären Immunabwehr wird nicht akut erkranken. Er kann sogar vollkommen symptomfrei an einer massiven Windpockeninfektion sterben, da sein Körper zu keiner Reaktion in der Lage war. Und das Immunsystem zu untergraben ist genau das, was Ärzte tun, wenn sie Medikamente verschreiben oder rezeptfreie Pillen empfehlen. Wir sind auf die zelluläre Immunantwort *angewiesen*, um unerwünschte Eindringlinge aus dem Körper zu werfen; das entspricht nun einmal unserer Natur. Wenn Patienten keine effektive zelluläre Immunabwehr aufbauen bzw. diese durch Medikamente wie Prednison, Antibiotika oder Schmerzmittel (Aspirin, Ibuprofen etc.) behindert wird, können die Folgen verheerend sein.[18]

Als die Lebewesen komplexer wurden und insbesondere in ihrem Verdauungstrakt Hohlorgane ausbildeten, die anfälliger für Wurm- und Parasitenbefall waren, kam die zelluläre Immunabwehr an ihre Grenzen. Die Parasiten waren oft zu groß, um von den Leukozyten einfach gefressen zu werden und das Einsprühen mit großen Mengen Stickoxid würde auch umliegendes Gewebe verätzen. Daher entwickelte sich darüber hinaus die *humorale Immunabwehr*, deren Antikörper sich an spezifische Proteine bzw. Antigene des Eindringlings binden, um diesen entweder zu vernichten oder für die Eliminierung durch andere Immunzellen zu markieren.

Bei den Windpocken läuft es z. B. so ab, dass zunächst die zelluläre Immunabwehr gegen den Erreger vorgeht, indem sie alle toten, infizierten Körperzellen ausräumt, was zwischen 7 und 10 Tage in Anspruch nimmt. Dann bilden sich in einem Zeitraum von 6 bis 8 Wochen durch die humorale Immunabwehr spezifische Antikörper, die auf das Antigen der Windpocken passen. Wenn das Kind später einmal erneut mit dem Virus in Kontakt kommt, werden diese Antikörper die Erreger abtöten, bevor irgendwelche Zellen damit infiziert werden können. Ohne Infektion auf Zellebene muss die zelluläre Immunabwehr gar nicht erst eingreifen, was bedeutet, dass die betreffende Person keine Symptome der Windpocken entwickeln wird.

Aus dieser zweistufigen Abwehr setzt sich unser Immunsystem zusammen. Sie operiert präzise und verlässlich; so ist es fast ausgeschlossen, dass ein Mensch sich mehr als einmal im Leben mit einer Kinderkrankheit anstecken kann. Die Antikörper, oder zumindest die Blaupause für die notfalls sofortige Produktion dieser Antikörper, begleiten uns unser gesamtes Leben und schützen uns somit davor, uns immer wieder mit den gleichen Krankheiten anzustecken.

Diese zweistufige Immunantwort ist das Ergebnis von Millionen von Jahren „evolutionärer Feinabstimmung". In ein derart präzises und altbewährtes System einzugreifen, birgt das gewaltige Risiko einer unerwünschten Kettenreaktion und sollte nur mit äußerster Vorsicht und Voraussicht vorgenommen werden. Unglücklicherweise hat sich das Vorgehen der Medizin im Laufe des letzten Jahrhunderts als besonders rücksichtslos bezüglich unseres Immunsystems erwiesen.

Dies gilt insbesondere für unsere zelluläre Immunabwehr, deren Begleitsymptome wir gelernt haben zu fürchten oder zumindest als schädlich anzusehen. Bei traditionellen Völkern begegnete man ihr mit Ehrfurcht, wir hingegen tun unser Möglichstes, um sie zu unterbinden. Wenn aber ein Kind Fieber, Husten, Ausschläge oder Schleim entwickelt, dann zeigt das doch nur, dass die Immunabwehr aktiv ist und mit schweißtreibenden Anwendungen oder Kräutergaben (zum Austreiben des Schleims und der toten Zellen) unterstützt werden sollte. Hautausschläge können gefördert oder in hartnäckigen Fällen sogar provoziert werden, damit sie „an die Oberfläche kommen". Die Möglichkeiten, die zelluläre Immunabwehr zu unterstützen, sind vielfältig, folgen aber immer dem gleichen Prinzip: Schwitzhütten als Indianisches Ritual, Einreibungen mit Brennnessel oder „Spanischer Fliege" auf schmerzhafte Gelenke, Apitherapie bei Arthritis, Panchakarma im Ayurveda oder Salben und Einreibungen in der TCM. Die Homöopathie macht sich die Prinzipien der

Verdünnung und Potenzierung zunutze, um ihrerseits eine Immunantwort zu provozieren und dem Körper beim Ausleiten von Schadstoffen und abgetöteten Erregern zu helfen. Früher galt es als selbstverständlich, dass bei Patienten mit einer chronischen Krankheit die zelluläre Immunabwehr angeregt und der Körper „entgiftet" werden müsse.

Entgiftung ist also nichts weiter als ein Synonym für die Ausleitung, die die zelluläre Immunabwehr über verschiedene Körperkanäle betreibt. Die zelluläre Immunabwehr (mit Begleitsymptomen) führt diese Entgiftung nach einem bestimmten System durch und stellt das Selbstheilungs-Epizentrum des Körpers dar: Fieber kann sogar Krebs heilen. All das sollte sich jedoch mit den Anfängen der modernen Kinderheilkunde und der Einführung der Impfungen ändern.

In der modernen Pädiatrie wird das Immunsystem im Wesentlichen unter Beschuss genommen. Am Beispiel von Impfungen lässt sich das wunderbar illustrieren. Anstatt zuzulassen, dass sich Kinder mit einem Virus anstecken, verabreichen wir ihnen ein nachgebautes Antigen der jeweiligen Krankheit, in der Hoffnung, eine Antikörperreaktion *ohne zelluläre Immunantwort* zu stimulieren. Der Haken dabei ist, dass ein Antigen allein noch keine zureichende Antikörperreaktion hervorruft. Also kam die Impfforschung auf die Idee, es an Adjuvantien zu binden. Ein solches Adjuvans kann aber, um die erwünschte Reaktion zu erreichen, keine harmlose Substanz wie eine Salzlösung sein; stattdessen braucht man einen Reizstoff, oder sagen wir besser Giftstoff. Nach diesem Muster werden alle modernen Impfstoffe hergestellt: Isoliere das Antigen eines Virus, kombiniere es mit einem Toxin und hoffe auf lebenslange Antikörperproduktion.

Wenn das die gesellschaftliche Strategie zur Erhaltung unserer Gesundheit ist, dann sollten wir zumindest einige offene Fragen überprüfen. Die erste lautet: Wenn man Kinder mit einem Giftstoff spritzt, um die Antikörperbildung zu stimulieren, und zugleich die zelluläre Immunabwehr mit einem Fiebermittel unterdrückt, wie soll der Körper den Giftstoff loswerden? Eine Reihe von Studien hat gezeigt, dass Acetaminophen, Aspirin und andere nicht-steroidale Entzündungshemmer, wenn sie zeitgleich mit Impfungen verabreicht werden, das Auftreten negativer Nebenwirkungen begünstigen – was auch der Fall ist, wenn sie einem kranken Kind gegeben werden, anstatt der Krankheit ihren natürlichen Verlauf zu lassen.[19]

In beiden Fällen greift die gleiche Erklärung: Die zelluläre Immunabwehr ist der *einzige* Weg für den Körper, diese Giftstoffe aus dem Gewebe zu leiten. Wenn wir diesen Prozess unterbinden, dann wird der Kontakt mit den Schadstoffen weitaus schlimmere Folgen haben.

Die nächste Frage lautet, ob eine Impfung die gleiche Immunität wie eine durchgemachte Krankheit bietet. Diese kann sogleich verneint werden, gut daran zu erkennen, dass Impfungen regelmäßig aufgefrischt werden müssen, weil die Immunität im Laufe der Zeit nachlässt. Mitte der 1960er-Jahre wurde noch öffentlich behauptet, dass eine einzige Masernimpfung lebenslange Immunität verleihe. Wir wissen aber längst, dass das nicht stimmt. Wenn man die zelluläre Immunantwort umgeht, kann man keine lebenslange Immunität erwarten.

Was aber vielleicht am wichtigsten ist: Wenn man dauerhaft die humorale Immunabwehr stimuliert und die zelluläre Immunantwort unterdrückt, dann wird das langfristige Folgen haben. Eine mögliche Folge ist, dass die Antikörperreaktion massiv und unverhältnismäßig ausfällt, was das Kennzeichen von Autoimmunität ist. Wenn nämlich das Immunsystem eines Menschen aus (zumindest für die meisten Ärzte) unbekannten Gründen derart aktiviert ist, dass es in großen Mengen Antikörper produziert, die sich nicht nur gegen die anvisierten Erreger, sondern schließlich auch gegen das körpereigene Gewebe richten, dann sprechen wir von Autoimmunität.

Bei der Hashimoto-Thyreoiditis (einer Autoimmunerkrankung der Schilddrüse) reagieren Antikörper aus dem Blut auf die Schilddrüsenzellen wie auf fremdes oder virales Gewebe. Die Schilddrüse wird mit der gleichen Vernichtungstaktik markiert und anvisiert, als ob sie ein Wurm oder ein Parasit wäre. Diese destruktive Antikörperreaktion führt zu Entzündungen und Fehlfunktionen des Organs. Ist es daher so abwegig zu fragen, ob Autoimmunität nicht die natürliche Folge einer Überstimulation der humoralen Immunabwehr ist, genau wie wir es durch die Impfpraxis tun?

Forscher der Universität Kōbe in Japan versuchten 2009, diese Frage zu beantworten. In Versuchen impften sie verschiedene Tiere gemäß dem aktuellen Impfplan und schlussfolgerten, dass „Autoimmunität die unvermeidliche Folge einer Überstimulation des wirtseigenen Immunsystems durch wiederholte Immunisierungen zu sein scheint".[20] Diese Studie erregte zwar kein großes öffentliches Interesse, ergänzt sich aber gut mit zahlreichen anderen Studien, in denen der Zusammenhang zwischen Impfungen und Autoimmunität aufgezeigt wurde, u. a. dadurch, dass es bei geimpften Kindern häufiger zu Autoimmunerkrankungen kommt als bei ungeimpften.[21]

Der Zusammenhang ist offensichtlich: Die willkürliche Anregung von Antikörpern bei gleichzeitiger Umgehung der zellulären Immunabwehr schafft ein Ungleichgewicht im Immunsystem und führt schließlich zur übermäßigen Produktion von Antikörpern, was *per definitionem* das Hauptmerkmal einer jeden Autoimmunerkrankung ist. Wenn also Millionen von Menschen an Autoimmunerkrankungen leiden und das in einem Ausmaß, das vor Einführung der Impfungen undenkbar gewesen wäre, wie kann man dann diesen Zusammenhang anzweifeln? Freilich sind Impfungen nicht die *einzige* Ursache für die übermäßige Antikörperbildung, aber ich würde behaupten, dass sie den Haupteinfluss darstellen.

In dieser Hinsicht ist es keinesfalls verwunderlich, dass sich die Krankheitsbilder der vergangenen 50 Jahre stark verändert haben; etwas anderes wäre im Grunde auch nicht zu erwarten gewesen.

# Kapitel 4

# Autoimmunität und der Darm

Der englische Professor für Genetische Epidemiologie Tim Spector unternahm 2017 im Rahmen eines Forschungsprojekts seines Kollegen Jeff Leach eine dreitägige Reise zu den Hadza aus dem Norden Tansanias, einem der letzten Naturvölker Afrikas, die noch als Jäger und Sammler leben. Über das Projekt wurde in einer Reportage für CNN berichtet.[22] Unmittelbar vor Reiseantritt ließ er eine eigene Stuhlprobe auf das vorhandene Mikrobiom im Darm testen. Als er sich bei den Hadza aufhielt, nahm er an ihrem gesamten Leben teil: Er jagte, kochte, aß, ruhte und schlief genau wie sie. Dabei genoss er eine breite Auswahl an Nahrungsmitteln: Früchte des Baobabbaums, kleine Kongorobibeeren, essbare Wurzeln, Herz, Lunge und Leber von zwei erlegten Stachelschweinen, eine mit Larven gefüllte Honigwabe aus dem Wipfel eines Baobabbaums und vieles mehr. Nach drei Tagen kehrte Spector nach England zurück und ließ sein Mikrobiom erneut bestimmen. Erstaunlicherweise war die Diversität der Bakterienstämme um 20 % gestiegen, obwohl er nur drei Tage als Jäger und Sammler gelebt hatte. Einige Tage später fiel sein Mikrobiom auf den Stand zurück, auf dem es vor der Reise zu den Hadza gewesen war – weniger vielfältig und weniger robust.[23]

Ebenfalls bemerkenswert ist die Tatsache, dass Spector bei den Hadza nur einen kleinen Teil der für sie üblichen 600 verschiedenen pflanzlichen und tierischen Nahrungsmittel genoss. In unserer westlichen Zivilisation ist es üblich, Nahrung in großen *Quantitäten* zur Verfügung zu haben, während die *qualitative Vielfalt* stark begrenzt ist. Diese mangelnde Vielfalt spielt eine große Rolle bei Autoimmunität, die in der Regel im Darm beginnt. Daher setzt auch die Behandlung bei einer Sanierung des Darms und der Aufforstung der Bakterienstämme an. Und wenn es auch nur wenige von uns in puncto Nahrungsvielfalt jemals mit den Hadza aufnehmen werden, so können doch vergleichsweise kleine Veränderungen bereits bedeutende gesundheitliche Vorteile bringen.

Dank dem *Human Microbiome Projec*t (HMB) wissen wir, dass der menschliche Körper ein bis drei Kilo Mikroorganismen beherbergt und diese, Schätzungen zufolge, in ihrer Anzahl den Körperzellen um das Zehnfache überlegen sind.[24] Auch wenn andere Quellen die Zahlen geringer einstufen, ist es eine Tatsache, dass Billionen von Mikroorganismen in uns leben, die meisten von ihnen im Darm.[25] Und auch wenn die Gesamtheit des Mikrobioms sehr komplex und längst nicht entschlüsselt ist, so wissen wir bereits, dass Vielfalt Trumpf ist. Es ist wie in der Landwirtschaft, wo Mischkulturen die

Böden und Pflanzen gesund und ausgewogen halten, während Monokulturen sie auslaugen und Krankheiten begünstigen.

Unser Magen-Darm-Trakt (GIT), der bei der Nase und den Atemwegen beginnt und sich bis zum Anus erstreckt, ist der Sammelplatz für eine unglaubliche Palette an Bakterien, Viren, Pilzen und manchmal auch größeren Organismen. Man kann sich den GIT als lange, hohle Röhre vorstellen, die in verschiedene Abschnitte unterteilt ist, die jeweils ihre eigenen Aufgaben haben. Der gesamte GIT ist mit einer Schicht an Mikroorganismen sowie mit haarähnlichen Fortsätzen, den Villi, bedeckt. Eine Unterform mit ähnlichen Aufgaben sind die Mikrovilli, die aber auch woanders, z. B. in den weißen Blutkörperchen, vorkommen.

Zusammen mit der Darmflora spielen die Darmvilli (und Mikrovilli) eine Hauptrolle für unsere Gesundheit. Einerseits gewährleisten sie die Aufnahme von Nährstoffen aus dem Essen, indem sie die Oberfläche der Darmwand vergrößern. Dann lagern sie die Nährstoffe in den tiefer gelegenen Kapillaren ein, bevor Erstere als Bausteine für unsere Zellen und Gewebe schließlich in den Blutstrom geschickt werden.

Die Darmvilli produzieren auch die *Tight Junctions*, die zu einer selektiven Durchlässigkeit der Darmwand führen, sodass Proteine, Giftstoffe und zu große Moleküle vom Eindringen in den Blutkreislauf abgehalten werden. Wie bei einer solide gebauten Steinmauer passt hier ein Stein genau auf den anderen (bzw. eine gesunde Zelle auf die andere). Unter den Darmvilli befinden sich eine Schicht aus Kollagen und eine Muskelschicht, die dem GIT Struktur und Stabilität verleihen.

Die Muskelschicht ist verantwortlich für die Kontraktionsbewegungen, die die Peristaltik auslösen und so die fäkale Ausscheidung ermöglichen. Ohne diese Kontraktion würden die Reste unseres Essens sich nicht weiterbewegen und das Verdauungssystem zum Erliegen kommen.

Ich erzähle meinen Patienten oft, dass ihr Verdauungssystem wie eine gesunde Wiese ist. Der tief liegende Unterboden, der in unserem Körper der Muskelschicht gleichkommt, legt das Fundament für die höher gelegenen Humusschichten (die Darmvilli), die im gesunden Zustand der Wiese und den darauf lebenden Mikroorganismen ihre Nährstoffe sichern. Auf einer Weide oder im Garten kann auf einem gesunden Humus eine dicke, lebendige Grasschicht wachsen, auf der sich eine unendliche botanische Vielfalt abspielt: Alles von einjährigen und mehrjährigen Gräsern und Wildblumen bis hin zu Büschen und Bäumen kommt hier vor. Innerhalb dieser grünen Schicht leben Insekten, Schmetterlinge und andere Tiere, die zusammen das Ökosystem Wiese bilden. Eine Wiese mag unbelebt aussehen, in ihrem Inneren aber brodelt, genau wie in unserem Darm, das Leben.

Die Auskleidung des Darms beherbergt auch das äußerst vielfältige Mikrobiom, das sich wie ein Teppich auf die prallen, lebendigen Zellen mit ihren gesunden Villi legt und von den Blutgefäßen und der Muskelschicht der Darmwand getragen wird. Im Idealzustand arbeiten sowohl bei der Wiese als auch beim Darm alle Schichten zusammen, um das Ökosystem gesund zu erhalten. Das stellt die Grundlage der Resilienz dar, ein Zustand der Ausgewogenheit und Vitalität, in dem Störungen reguliert werden, ohne die Integrität des Gesamtsystems zu gefährden.

In unserem Darm arbeiten die unterschiedlichen Schichten per Feedbacksystem zusammen, um die Bakterien zur Synthese von Mikronährstoffen anzuregen, die für unser Wohlbefinden ebenso wichtig wie die Nährstoffe aus der Nahrung sind. Das Mikrobiom hat noch viele weitere Aufgaben wie Unterstützung der Verdauung, Erhöhung des Stuhlvolumens, Kontrolle über pathogene Erreger und einige weitere, die noch nicht erforscht sind.

Im intakten Zustand verhindert diese obere Auskleidung bei Wiese und Darm die Absorption von Pathogenen (ein Wort, das ich absichtlich benutze), Giftstoffen und Agrarchemikalien in die darunterliegenden Schichten. Auf der Wiese sorgen die Biodiversität und Humusschichten dafür, dass Giftstoffe das Grundwasser gar nicht erst erreichen, da viel von den Gräsern und Pflanzen abgefangen wird. Wenn die oberste Schicht durchbrochen wurde, sorgt der Humus für die Bindung der Toxine, die dann von Würmern, Pilzen und anderen Organismen verdaut werden. Wenn auch der Humus durchbrochen wird, stellt die Unterkrume immer noch eine Barriere vor Erreichen des Grundwassers dar. Natürlich werden in vielen Fällen trotzdem Gifte ins Grundwasser gelangen; wenn man ein System mit Toxinen überlädt, wird seine Fähigkeit zur Absorption, Integration und Homöostase irgendwann erschöpft sein.

Wenn wir gesund sind, werden die meisten Erreger durch die Enzyme im Mundspeichel, die Magensäure und die Bakterien der unteren Darmabschnitte sofort abgetötet. Wenn ein Erreger es schafft, diese erste Verteidigungslinie zu umgehen, werden die Villi verhindern, dass er in den Blutkreislauf gerät. Sollte auch dies fehlschlagen, dann gibt es noch die Barriere in Form der weichen Muskelschicht der Darmwand. Im Idealzustand überwachen diese Systeme gemeinsam die Grenze zum Blutstrom: Sie sind im Grund genommen die Wächter unserer Gesundheit. Auf einer metaphysischen Ebene ist das Ökosystem Darm der Bewahrer unserer Integrität. Es ist nicht angedacht, dass es in unserem Blut und Gewebe von unerwünschten Toxinen, Proteinen, Antigenen und Erregern nur so wimmelt, ebenso wenig wie Grundwasser mit giftigen Agrarprodukten überlastet sein sollte. Sollte dies aber dennoch geschehen, dann öffnet das einer der größten Geißeln unserer modernen Zeit Tür und Tor: den Autoimmunerkrankungen.

In den späten 1970er-Jahren war ich Freiwilliger bei einer Friedenstruppe in Swasiland und ich erinnere mich mit Schrecken an die völlig abgegrasten Hügel zurück. Für die Swazi steht ihr Vieh nämlich an allererster Stelle. Von der Anzahl der gesunden Tiere hängt maßgeblich der gesellschaftliche Status der gesamten Familie ab. Vieh ist gleichbedeutend mit Gesundheit, mit Nahrungssicherheit und wird sogar als Währung eingesetzt. Das Land platzte – zu meiner Zeit – vor Rindern aus allen Nähten, wovon die Anzeichen überall sichtbar waren: an der Bodenerosion, dem Verlust der Vegetation, dem versiegenden Grundwasser und dem mit Pestiziden zum Schutz von Mais und Zuckerrohr verseuchten Grundwasser – alles unvermeidliche Folgen der ausufernd betriebenen Viehzucht.

Um es deutlich zu machen: Eine ganzheitlich geplante Zucht von Weidetieren oder anderen Pflanzenfressern, wie sie von Allan Savory beschrieben und praktiziert wird, stellt keine Ursache für Bodenerosion dar. Genauso wenig wie es die zahllosen Herden taten, die vor der Entdeckung Nordamerikas durch die Europäer die *Great Plains* bevölkerten. Im Gegenteil, denn durch artgerechtes Weideverhalten von großen Pflanzenfressern bilden sich im Laufe der Zeit neue Humusschichten und der Erosionsprozess wird umgekehrt. Übermäßiges und falsches Weiden hingegen kann Wiesen und Grasländer vollständig auslaugen.

Dabei wird zunächst die Gras- und Pflanzenschicht abgetragen. Dieser Verlust der Bodenabdeckung schwächt die Wurzeln, die dann den Humus nicht mehr halten können. Die Humusschichten werden weggespült, und mit ihnen auch die Bodenorganismen. Nun ist die Unterkrume Einflüssen wie Wind, Regen und anderen Naturgewalten schutzlos ausgeliefert. Mit der Zeit ziehen sich große Furchen durch den rissigen Unterboden und das bislang aktive Ökosystem stirbt ab. Dies ist eine Katastrophe, nicht nur für Wiese und Ebene selbst, sondern ebenso für das Grundwasser, da bei nicht mehr vorhandenem Schutz Pathogene und vor allem Ackerbaugifte nahezu ungehindert in Ersteres durchsickern können. Ist es so weit gekommen, dann wird das Ökosystem ohne von außen herbeigeführte Sanierung zusammenbrechen. Diese Situation musste ich zu meinem großen Kummer auf den Äckern von Swasiland beobachten.

Eine ähnliche Abfolge von Ereignissen geschieht in unserem Darm. Zunächst verarmt aus unterschiedlichen Gründen die Bakterienvielfalt. Häufig deshalb, weil es ein Baby bei der

Geburt nicht durch den Geburtskanal schafft. Normalerweise sollten Babys nämlich mit den gesunden Vaginalbakterien ihrer Mutter „geimpft" werden, was sozusagen den Samen für das eigene Mikrobiom im Darm darstellt. Wenn die Geburt per Kaiserschnitt stattfand, übernimmt das Baby in der Regel mehr von den Bakterien aus dem Kreissaal als von der Flora der Mutter.[26] Daher haben viele amerikanische Säuglinge bereits in der Kindheit eine gestörte Darmflora. Auch wenn der Geburtskanal ordnungsgemäß „durchschlüpft" wurde, kann das Kind mit einer qualitativ schwachen Darmflora ins Leben starten und später ein einseitiges Mikrobiom aufweisen, wenn die Mutter ungesund lebt, regelmäßig Antibiotika nimmt oder vaginale Pilzinfektionen hat.

Ein durchschnittliches amerikanisches Kind ist in der Folge weiteren Einflüssen ausgesetzt, die die Entwicklung des Mikrobioms negativ prägen, z. B. wenn in der Familie wenig abwechslungsreich gegessen wird, was bei der stillenden Mutter beginnt. Ein weiterer Faktor ist die häufige Medikation mit Antibiotika bzw. deren Anreicherung in der Nahrungskette. Zudem essen wir in der Regel zu wenig Lebensmittel mit gesunden Bakterienkulturen, z. B. milchsaures Gemüse wie Sauerkraut und Pickles oder gesäuerte Milchprodukte wie Joghurt und Kefir. Diese und weitere Faktoren wie genmodifizierte Nahrung und Pestizide (Glyphosat) schaffen die Rahmenbedingungen dafür, dass Neugeborene zumeist eine mangelhafte Darmflora entwickeln. Diese gleicht einem Hügel oder Acker ohne Gras, sodass die Darm- und Mikrovilli sowie die Integrität des inneren Ökosystems auf fundamentaler (Zell-)Ebene gestört sind.

Bei einer gesunden Zelle ist das Zytoplasma gelartig, nicht flüssig, was besonders für die Darm- und Mikrovilli von Bedeutung ist, da sie eine so wichtige Rolle beim Abfangen und Absorbieren von Stoffen spielen. Die gelartige Konsistenz kommt durch die Proteine im Inneren der Zelle zustande, die dem Zellwasser eine gesunde, robuste Struktur verleihen (wie bei Götterspeise). Wenn benachbarte Zellen gesunde Villi aufweisen, werden sie Toxine und große Moleküle am Übertritt in den Blutstrom hindern. Ist die Struktur und Integrität des Zytoplasmas jedoch beeinträchtigt, dann schrumpfen die Zellen und verlieren ihre gegenseitige Verbindung. So entstehen Lücken im Zellraum, durch die wiederum Fremdmoleküle ins Blut vordringen können. Jetzt muss der Körper zur Abwehr schreiten und Antikörper produzieren, deren Kreuzreaktionen mit dem eigenen Gewebe den Beginn der Autoimmunität markieren. Mit anderen Worten: Die Wurzel einer Autoimmunerkrankung stellt der „undichte" Darm oder *leaky gut* dar. Und die Ursache für einen leaky gut sind schrumpfende Zellen, die ihre gelartige und elastische Struktur eingebüßt haben.

Wie kommt es also zu dem Verlust der Gelstruktur? Es gibt viele Ursachen, aber die wichtigste ist ein ungleiches Verhältnis nützlicher und schädlicher Bakterien im Darm. Andere Faktoren sind toxische Belastungen wie Quecksilber, Aluminium, Formaldehyd und Ackerbauchemikalien wie Glyphosat. Alle diese Gifte, einschließlich Glyphosat, sind auch Bestandteil moderner Impfungen.[27] Durch die Giftbelastung schrumpfen die Zellen, was wiederum die Grundlage für Zöliakie und Autoimmunität legt. Die moderne

Medizin ist übrigens gerade auf dem Sprung, die wichtige Rolle anzuerkennen, welche beschädigte Darm- und Mikrovilli sowie entartete Zellen bei der Entstehung von Autoimmunität spielen. Daher sind auch spezielle Diäten wie die GAPS-Diät (*Gut and Psychology Syndrome)* oder die *Specific Carbohydrate Diet* (SCD), die auf Darmgesundheit und Reparatur des *leaky gut* abzielen, so entscheidend bei der Behandlung von Autoimmunerkrankungen wie Autismus und Allergien sowie weiteren chronischen Krankheiten. Beide Methoden, sowohl das GAPS als auch die SCD, sehen das dezimierte Mikrobiom sowie die beschädigten Darm- und Mikrovilli als Hauptursache für all diese Krankheiten an.

Der Zusammenhang ist auch in der wissenschaftlichen Literatur gut dokumentiert. Der Gastroenterologe und Harvard-Forscher Dr. Alessio Fasano konnte zeigen, dass der Verzehr von Gluten den Darm durchlässiger für Bakterien, Hefen, Pathogene und Toxine macht, sodass auch teilverdaute Nahrungsmoleküle durch die Umkleidung der Darmschleimhaut ins Blut gelangen und eine Immunantwort triggern.[28] Dr. Sushrut Jangi, ebenfalls Forscher an der *Harvard Medical School*, entdeckte „ein Ungleichgewicht des Mikrobioms bei Patienten mit Multipler Sklerose, in der Art, dass immunsuppressive Bakterien bis zu siebenmal häufiger bei MS-Patienten als bei der Kontrollgruppe auftraten, immunstimulierende Bakterien hingegen dreimal seltener."[29] Auch weitere Forschungsberichte belegen eine Schädigung der Darmflora bei diversen Autoimmunerkrankungen.[30]

Wir kommen mit einer angeborenen „Schutzgrenze" im Darm auf die Welt, die entscheidet, was in den Blutstrom gelangen darf und was nicht. Wenn aber der Darm entzündet oder „undicht" ist, dann können Antigene aller Art wie Proteine, Bakterienprodukte, Schwermetalle oder Agrarchemikalien diese Barriere durchbrechen, was zur Bildung von Antikörpern führt, die dann wiederum Zellschäden anrichten. Dies ist der Entstehungsprozess einer Autoimmunerkrankung.

Was hat das nun mit Impfungen zu tun, die ja oft intramuskulär verabreicht werden? Das damit verknüpfte Autoimmungeschehen ist identisch. Es wurde bereits nachgewiesen, dass Impfungen der Darmflora direkt schaden und die Durchlässigkeit im Darm erhöhen, wenn sie in den Muskel gespritzt werden (nicht bei oraler Gabe). Wie das genau abläuft, ist noch ungeklärt, aber ich bin der Überzeugung, dass jeder Eingriff in die natürliche Balance des Immunsystems auch das wichtigste mit ihm verbundene Organ beeinträchtigt: den Darm.

# Kapitel 5

# Was *ist* eigentlich Autoimmunität?

In der Schulmedizin werden die verschiedenen Arten von Autoimmunerkrankungen wie rheumatoide Arthritis, Lupus erythematodes, Hashimoto-Thyreoiditis, Neurodermitis, Asthma, Morbus Basedow, Pemphigus vulgaris und Multiple Sklerose (MS) als *idiopathisch* bezeichnet, was bedeutet, dass man deren Ursache nicht kennt. Aber selbst unter konventionellen Ärzten gelten einige ursächliche Aspekte als wissenschaftlich gesichert: Man weiß nämlich, dass das Immunsystem infolge einer „Überstimulierung" zu viele Antikörper bildet, die dann – aus unbekannten Gründen – mit dem körpereigenen Gewebe kreuzreagieren. Hintergrund der Kreuzreaktion ist, dass die humorale (antikörperbasierte) Immunabwehr das eigene Gewebe als „Fremdkörper" interpretiert und es mit einer destruktiven, entzündungsfördernden Immunantwort beschießt. Es ist so, als ob das Immunsystem „denkt", dass entweder die Schilddrüse (bei Hashimoto oder Basedow), die Myelinscheiden (bei MS) oder das Lungengewebe (bei Asthma) ein Eindringling oder ein Giftstoff ist, der mit aller Macht neutralisiert und eliminiert werden muss. Gegen einen tatsächlichen Erreger oder Schadstoff ist diese „Strategie" Gold wert – wenn sie sich aber gegen ein Organ richtet, dann sind die Folgen verheerend.

Findet dieser Angriff dauerhaft statt, dann manifestieren sich im betroffenen Gewebe Entzündungen und Fehlfunktionen. Bei einer rheumatoiden Arthritis ist z. B. der Knorpel in den Gelenken betroffen. Mit fortschreitender Erkrankung leidet der Patient zunehmend unter Entzündungen, Hitzegefühl, Rötungen, Schwellungen, Gelenkschmerzen und möglichen Bewegungsblockaden. Wenn sich die entzündliche Reaktion gegen die Myelinscheiden richtet, dann kann es zu Störungen der Nervenreizübertragung in bestimmten Körperbereichen kommen, die dann „abschalten". Wenn z. B. das mit der Blase verbundene Nervennetz betroffen ist, dann werden urogenitale Symptome auftauchen. Bei Nerven, die zu den Beinen führen, wird der Gang beeinträchtigt sein. Bei der Hashimoto-Krankheit gilt der Angriff der Schilddrüse, die dann möglicherweise nicht mehr in der Lage ist, Schilddrüsenhormone zu produzieren. Tritt dieser Fall ein, dann geht das mit allen typischen Symptomen einer Schilddrüsenunterfunktion einher.

Soweit die einfache Erklärung seitens der Schulmedizin. Der idiopathische Teil ist die in aller Regel fehlende Erklärung, warum die humorale Immunabwehr diese immense Zahl an Antikörpern bildet und nicht, warum sich diese Antikörper in einer Kreuzreaktion gegen das eigene Gewebe richten.

Während meiner ärztlichen Ausbildung fiel mir eine seltsame Inkonsequenz bei der üblichen Behandlung von Autoimmunerkrankungen auf. Nehmen wir zum Beispiel zwei gängige unter ihnen: Arthritis und Hashimoto. Bei beiden vollzieht sich ein antikörperbasierter, von Entzündungen begleiteter Angriff gegen das Körpergewebe.

Wird bei einem Patienten Hashimoto diagnostiziert, dann klärt man ihn darüber auf, dass eine Unterfunktion der Schilddrüse vorliegt, und übersendet ihn an einen Endokrinologen. Dieser Facharzt für hormonell bedingte Erkrankungen wird wahrscheinlich synthetisch hergestelltes L-Thyroxin (Handelsname u. a. Synthroid) verschreiben und damit die Hormone der Schilddrüse ersetzen, die ihre Unterfunktion nie mehr selbstständig in den Griff bekommen wird. Bei manchen Patienten mag sich eine Symptomlinderung einstellen, viele andere hingegen spüren kaum oder gar keine Veränderung. Ein grundlegendes Gefühl des Unwohlseins bleibt oft bestehen. Folgende Situation habe ich hundertfach beobachtet: Ein Patient fühlt sich unwohl, man sagt ihm, es läge an dem niedrigen Schilddrüsenhormonwert, man verschreibt ihm synthetische Hormone, er fühlt sich aber nur geringfügig besser. Warum? Weil sie so behandelt werden, als ginge ihr Problem von der Schilddrüse aus, wobei nichts getan wird, um die exzessive Immunantwort zu bremsen oder zu stoppen, die an der Wurzel der organischen Unterfunktion liegt.

Die konventionelle Behandlung der rheumatoiden Arthritis wird der zugrunde liegenden Immunantwort ein klein wenig gerechter, die praktische Umsetzung geht aber nach wie vor in die falsche Richtung. Ein betroffener Patient wird in der Regel eher zu einem auf Autoimmunerkrankungen spezialisierten Rheumatologen überwiesen als zum Orthopäden wegen seiner Gelenk- oder Knochenschmerzen, die nicht zu viel symptomatische Aufmerksamkeit bekommen. Er erhält entsprechende Medikamente bzw. Übungen also nur bei Schmerzen, Steifheit und akuten Entzündungen verordnet. Stattdessen werden Medikamente verschrieben, die den Körper an der Bildung von Antikörpern hindern sollen. Anders als bei der Hashimoto-Thyreoiditis, wo der Hauptfokus auf dem betroffenen Organ liegt, wird bei der rheumatoiden Arthritis den Gelenken höchstens kurzfristig Aufmerksamkeit geschenkt, um Schmerzen und Unwohlsein zu lindern. Ich habe nie eine Erklärung für dieses inkonsequente Vorgehen gehört. Warum wird die eine Autoimmunerkrankung – die felsenfest als solche anerkannt wird – wie eine Zielorgan-Erkrankung und die andere wie eine Krankheit des Immunsystems behandelt?

Ich schätze, dass die Gründe praktischer Natur sind: In manchen Situationen kann man ausharren, in anderen wiederum muss man schneller handeln. Wenn das Immunsystem die Schilddrüse attackiert, dann wartet man eben, bis sie mehr oder weniger zerstört ist, und nimmt dann künstliche Hormone ein, die (so sagt es die Schulmedizin) das Organ ersetzen können. Wenn das Immunsystem die Gelenke zerstört, muss es gestoppt werden, man kann nicht einfach abwarten und diese später ersetzen. Der vorliegende Widerspruch macht gleichzeitig deutlich, dass die Schulmedizin noch nicht zu Methoden vorgedrungen ist, die die darunterliegende Immunantwort effizient behandeln – welche bei beiden Erkrankungen an der Wurzel liegt.

Eine rheumatoide Arthritis mag im Großen und Ganzen wie eine Autoimmunerkrankung behandelt werden. Aber freilich ist der Einsatz von Immunsuppressiva – neben den vielen furchtbaren und oft ernsthaften Nebenwirkungen dieser Medikamente – insofern problematisch, als dass solche Mittel nicht das Problem an der Wurzel packen, genauso wenig wie Hormongaben das Immunsystem davon abhalten würden, die eigene Schilddrüse anzugreifen. Denn die Immunantwort ist nicht die Ursache, sie ist der „Eiter", der versucht, den „Splitter" auszutreiben. Die logische Therapie für jede Art von Autoimmunerkrankung wäre daher, den „Splitter" zu identifizieren und ihn rauszuholen.

Wenn eine Immunantwort dauerhaft abläuft, lautet die wichtigste Frage, welche(s) Antigen(e) den Körper immer wieder zur Bildung von Antikörpern anregt(en) und in den Blutkreislauf gelangen konnte(n). Nehmen wir einmal die Zöliakie, bei der der Entstehungsprozess als relativ gesichert gilt: Es existiert eine Vorschädigung von Darm und Darmflora (sowie der Mikrovilli, der haarähnlichen Zellfortsätze, die aus der Darmwand hervorstehen, um Nährstoffe zu absorbieren und ungewolltes Durchsickern zu verhindern), die zu einer chronischen Entzündung und Abnutzung der Muskel- und Schleimschichten und langfristig zum *leaky gut* führt. Große Glutenmoleküle können so in den Blutstrom gelangen, wo der Körper versucht, sie mithilfe von Antikörpern aufzuspüren und für die Vernichtung zu markieren. Die gleichen Antikörper reagieren auch auf andere Strukturen wie Knochen,

Gelenke oder Gehirnzellen, was eine Kaskade an akuten und chronischen Symptomen mit sich bringt.

Es ist einerseits richtig, dass Antikörper auch dem eigenen Gewebe Schaden zufügen, sie sind aber nicht die Ursache des Problems. Die Ursache ist das Eindringen von unverträglichen Proteinen in den Blutstrom an den Mikrovilli vorbei, was wiederum auf eine geschwächte Darmflora zurückzuführen ist. Die geschwächte Darmflora kann ihrerseits auf unterschiedliche Ursachen zurückgehen, so auch auf unverträgliche Nahrungsbestandteile wie Gluten.

Eine Autoimmunerkrankung und insbesondere die Zöliakie mit pharmazeutischen Mitteln zu behandeln, ist kein wirksames Vorgehen, um Gewebsnekrosen und die steigende Zahl an Antikörpern zu stoppen. Da Medikamente, um überhaupt eine Wirkung zu zeigen, in hohen Dosen verschrieben werden müssen, ziehen sie eine ganze Reihe neuer Probleme wie Lymphome, Lungenentzündungen, Katarakte oder Diabetes nach sich. Zudem behandeln sie nur die Immunantwort und daher nicht die Ursache der Krankheit.

Sobald alle Lebensmittel mit problematischen Inhaltsstoffen (wie Gluten, erhitztes Milcheiweiß, Soja) aus der Ernährung gestrichen sind, können sich Darmflora und Villi erholen bzw. erneuern; und da Gluten nicht mehr ins Blut gelangt, kann der Körper die Bildung von Antikörpern einstellen. Diese Strategie unterbricht den Kreislauf der Zöliakie zuverlässig und sollte für die Behandlung aller Autoimmunerkrankungen als Vorlage dienen.

Die massive Präsenz von Antikörpern im Blut kann auch anders erklärt werden; schließlich ist ja die Antikörperstimulation das Ziel einer jeden Impfung. Wir wissen bereits, dass diese Stimulation ohne vorherige Aktivierung der zellulären Immunabwehr keine korrekte Antikörperantwort erzeugt. Sie ist nicht von gleicher Dauer und läuft Gefahr, sich zu aggressiv oder zu passiv zu verhalten.

Das Gleiche, was wir durch eine Impfung auslösen – Überstimulation der Immunantwort und Bildung von Antikörpern –, tut auch der Körper bei einer Autoimmunerkrankung. Zuerst injizieren wir den Menschen Antigene und fordern die Produktion von Antikörpern geradezu heraus, später wundern wir uns dann darüber, warum in vielen Fällen die Immunantwort daueraktiviert und die Antikörperproduktion so hoch ist. Es ist ein großer Unterschied, ob dies natürlich unter Einbindung der zellulären Immunabwehr oder aber mit der Absicht geschieht, Letztere außen vor zu lassen.

Man sollte auch beachten, dass sich bei der Zerstörung (oder Markierung) von Gewebe durch Antikörper nukleare Stoffe (vor allem aus DNA) ins Blut verteilen, die aus den Zellen stammen, die das verlorene Gewebe ersetzen sollen. Diese Situation löst eine weitere Antikörperreaktion gegen das freigesetzte nukleare bzw. DNA-Material aus und der Angriff auf bestimmte Zielorgane wird noch intensiviert – z. B. auf die Schilddrüse bei Hashimoto. Darum werden wir Zeugen eines Teufelskreises aus antikörperbasierter Zerstörung von Gewebe, die zu erhöhten DNA-Werten im Blut, zu erhöhter Bildung von Antikörpern und zu noch mehr Gewebsnekrosen führt. Aufgrund dieses Teufelskreises kann der Körper eine Autoimmunerkrankung in der

Regel nicht selbst heilen, man muss den Kreislauf bewusst durchbrechen.

Die Symptome, unter denen Autoimmunpatienten möglicherweise leiden, stammen aus zwei Quellen. Die erste ist das gestörte Gleichgewicht eines bereits geschwächten Immunsystems, das den Patienten sich müde und unwohl fühlen lässt. Patienten mit Hashimoto weisen oft von Beginn an erhöhte Antikörperwerte auf (Thyroglobulin und Thyroid-Peroxidase, die das Organ angreifen), während ihr Hormonlevel trotzdem im Normbereich ist. Typische Beschwerden sind Erschöpfung, allgemeines Unwohlsein, Menstruationsstörungen, Unfruchtbarkeit, Depressionen und Schlaflosigkeit. Die Symptome sind nicht die unmittelbare Folge einer Schilddrüsenfunktionsstörung – diese kommen in der Regel erst später – sondern das Ergebnis einer überaktiven Immunantwort. Dieses Stadium ist sehr interessant: Wir haben es bereits mit den Symptomen einer Autoimmunerkrankung zu tun, während das Organgewebe, wie es die Testergebnisse auf Schilddrüsenantikörper zeigen, noch nicht vollständig zerstört wurde.

Ein Endokrinologe wird seinen Patienten mit diesen Frühsymptomen anraten zu warten, bis sich die Schilddrüsenunterfunktion deutlich manifestiert hat, weil man dann Synthroid verschreiben könne. Dabei ist die entscheidende Phase *vor* dem vollständigen Gewebszerfall. Jetzt hat der Patient die Chance, eine Richtungsänderung einzuschlagen (s. Kapitel 11 und 12 zu Diäten und Therapieplänen), welche viel eher von Erfolg gekrönt sein wird, solange noch organisches Gewebe vorhanden ist. Ein beschädigtes Organ wird nämlich auch das Zytoplasma (das Fundament aller Zellen und Gewebe) in seiner Struktur angreifen; nur korrekt strukturierte Zellen können jedoch so funktionieren, wie sie sollen. Wenn das Zytoplasma zu flüssig oder zu trocken wird, dann zeichnet sich bereits der Krankheitsprozess ab. Sowohl Ultraschall- als auch Magnetresonanzuntersuchungen können es uns zeigen, sobald Zellen und Gewebe in dieser Form bedroht sind und sich vom gesunden Zustand wegbewegen. Eine Kollektion von Patientenbeispielen aus meiner kleinen Hausarztpraxis in San Francisco soll auf dramatische Weise veranschaulichen, wie der Zustand des Zytoplasmas das Beschwerdebild beeinflusst.

*Die erste aus einer Reihe von vier Patienten ist eine ca. 60-jährige Frau mit chronischer rheumatoider Arthritis (RA), die über schmerzhaft geschwollene Handgelenke und Finger klagt. Seit vier Jahren nimmt sie eine ganze Reihe chemischer Medikamente, die standardmäßig verschrieben werden, um die Symptome der RA in den Griff zu bekommen. Da die Medikamente sie aber zunehmend vergiften, begab sie sich auf die Suche nach anderen Ansätzen und kam zu mir. Lassen wir zunächst die Diagnose RA beiseite und schauen uns an, was wir bei einer Patientin wie dieser beobachten können. Das herausstechende Merkmal ist, dass – im Gegensatz zu einer Person mit gesunden Gelenken, welche gegeneinander durch gelartig elastische Beutel abgepuffert werden – die gelartige Pufferstruktur in Form von Knorpel und Schleimbeuteln beschädigt ist und ihre*

*Flüssigkeit in das umliegende Gewebe abgibt. Dieses einst zähe Gel bekommt eine flüssige Konsistenz und ist für die Schwellungen verantwortlich. Aus Gründen, die ich später erläutern möchte, hat das Gelenk seine Fähigkeit, Wasser in seiner ursprünglichen Zellstruktur zu halten, eingebüßt. Das Kennzeichen einer RA ist also ein Problem mit dem Zustand des Zellwassers.*

*Meine nächste Patientin ist ein junges Mädchen mit triefender Nase, Ohrenverstopfung und einem lockeren Husten, nichts Ungewöhnliches bei einer akuten Infektion im Kindesalter. Wir könnten das Hauptaugenmerk auf das „Virus" oder die bakterielle Ursache legen, sehen aber alternativ, dass hier die übermäßige Schleimbildung (Schleim ist verdickte Flüssigkeit) an Orten, wo dieser nicht sein sollte, das Problem darstellt. Wenn wir gesunde Zellen auf der Oberfläche der Naseninnenwand beschreiben müssten, dann wären dies pralle, feste mit einer gelartigen Substanz gefüllte Zellen. Im Krankheitszustand hingegen sind die gleichen Zellen zu warm, ihr Gel „schmilzt" dahin und die Flüssigkeit trieft mit all ihren toten Bakterien, weißen Blutkörperchen und anderen Abbauprodukten aus ihnen heraus. Diese sich absondernde „geschmolzene" Flüssigkeit betrachten wir i. d. R. als Eiter oder Schleim und sagen, dass die Person eine Infektion hat. Wie bei der Rheuma-Patientin sind auch bei diesem Mädchen die Zellen nicht in der Lage, das Zellwasser im richtigen Aggregatzustand zu halten, die Zwischenzellflüssigkeit löst sich auf und bringt die Zelle dazu, das ungesunde „Schmelz-*

*wasser“ abzusondern. Die daraus resultierenden Symptome nennen wir dann Nasenhöhlen- bzw. Mittelohrentzündung oder bronchialer Infekt. Dabei handelt es sich erneut um ein Problem des Zellwassers.*

*Die nächste Patientin hat einen Knoten in der Brust, den man mittels MRT entdeckt und nach der Biopsie als karzinogen markiert hatte. Das MRT offenbarte die abnormale Dichte des Knotens, was darauf hindeutet, dass das intrazelluläre Wasser innerhalb des Tumors sich zusammengezogen hat. Die normale gelartige Struktur war verloren gegangen und durch ein dichtes, verhärtetes Wirrwarr übergroßer Strukturproteine ersetzt worden. Anders ausgedrückt hatte das MRT aufgezeigt, wie die Zellen der Brust ihre fluide, gelartige Struktur eingebüßt hatten, was dazu führt, dass die Zellen nicht länger die gesunde negative Polung halten können. Eine Zelle ohne negative Ladung wird dysfunktional und verändert ihre Räumlichkeit gegenüber den Nachbarzellen. Daher kommt es zu der verhärteten, verdichteten Ansammlung von Zellen, die wir „Tumor“ nennen. Man kann natürlich von Brustkrebs sprechen oder aber sich der Krankheit anders nähern und betonen, dass hier ein Problem mit dem Zustand des Zellwassers in der Brust vorliegt.*

*Der letzte Patient, über den ich sprechen möchte, ist ein älterer Mann mit kongestiver Herzinsuffizienz. In meinem früheren Buch* Was lässt unser Herz schlagen? *stelle ich die These auf, dass das Herz im Grund keine Pumpe ist und dass die Blutzirkulation in unse-*

*rem Körper durch elektrostatische Kräfte aus dem aufgeladenen Kapillarwasser ermöglicht wird. Wenn sich das Wasser in den Zellen und Kapillaren in einem gesunden und robusten Zustand befindet, dann wird der Blutfluss durch die Venen zurück zum Herzen ebenfalls kräftig sein. Wenn das Wasser langsam seine Ladung verliert, dann wird der Rückfluss zu schwach und die Flüssigkeit in den Venen wird von der Schwerkraft erdrückt. Daraus ergibt sich eine Stauung von ungeladenem Wasser in den unteren Extremitäten – was wir bei Patienten mit kongestiver Herzinsuffizienz beobachten können. Irrtümlicherweise machen wir das Herz dafür verantwortlich, während eigentlich ein „Fließproblem" vorliegt. Da der Fluss von der aus dem Wasser abgegebenen Ladung abhängt, kann man kongestive Herzinsuffizienz als ein weiteres Krankheitsbild sehen, dessen Wurzeln im Verlust des gesunden, geladenen Zustands des Zellwassers liegen. Mit anderen Worten, auch bei dem älteren Mann fußte, genau wie bei den drei anderen Patienten, das Krankheitsbild auf dem Zellwasserhaushalt.*

Doch was genau meine ich damit? Um das zu verstehen, müssen wir einen kurzen Ausflug in die Geschichte der modernen Zellbiologie unternehmen.

# Kapitel 6

# Zellbiologie neu gedacht

In den 1950er-Jahren gelang es dem dänischen Wissenschaftler Jens Christian Skou, ein Geheimnis der Zellbiologie zu lüften, als er mit der Natrium-Kalium-Pumpe (Na+/K+) ein in unsere Zellmembran als Doppellipidschicht eingebettetes Enzym entdeckte. Zu dem Zeitpunkt war es der Wissenschaft ein Rätsel, warum sich Kalium im intrazellulären Raum und Natrium im extrazellulären Raum anreichert, wenn doch beide durch eine halbdurchlässige Membran frei diffundieren und sich gegenseitig ausgleichen könnten. Mit Skous Entdeckung dieser Pumpe konnte endlich der Mechanismus erklärt werden, warum es zu einem Ungleichgewicht in Form dieses deutlichen Natrium-Kalium-Konzentrationsgefälles kommt.

Die Entdeckung der Natrium-Kalium-Pumpe galt fortan als Spitzentechnologie, auf deren Fundament sich weitere Erkenntnisse und Forschungen abstützten; ein Großteil der modernen Zellbiologie ist der Erforschung weiterer Pumpen und Rezeptoren innerhalb der Zellmembran gewidmet. Die Entdeckung bestimmte auch unsere Sichtweise auf die Struktur und Funktionsweise von Zellen und legte den Grundstein für die Entwicklung von Medikamenten und Naturheilmitteln, von denen viele (z. B. Digitalis und Strophantus) auf dem Konzept der Natrium-Kalium-Pumpe aufbauen bzw. die Zellaktivität mittels Rezeptorbindung innerhalb der Membran stimulieren (so z. B. Opiate und Hormonpräparate).

Vielleicht noch wichtiger ist, dass die Natrium-Kalium-Pumpe einen wissenschaftlichen Konsens und sogar eine neue Weltsicht begründete, die schrittweise unser Verständnis über die Struktur und Funktionsweise von Zellen und die in ihrer Membran angelegten Rezeptoren und Pumpen prägen sollte. Sowohl das Feld der Genetik, das vorrangig untersucht, welche chemischen Botenstoffe bestimmte Gene an- oder abschalten, als auch die Biotech-Industrie, die genetische Ursachen im Hinblick auf Heilung von Krankheiten untersucht, wurde auf dieser Weltsicht errichtet. Nicht zuletzt ist jedoch diese Weltsicht auch mitverantwortlich für das epidemische Ausmaß neuer Autoimmunerkrankungen und deren Zusammenhang mit der Impfpraxis.

Unglücklicherweise ist nämlich die Natrium-Kalium-Pumpe, wie so vieles andere in der modernen Wissenschaft auch, ein Mythos. Zugegeben, es *gibt* so etwas wie eine Natrium-Kalium-Pumpe, aber diese kann uns weder die ungleiche Verteilung von Natrium und Kalium noch die negative Ladung einer Zelle erklären, die maßgeblich über die gesunde räumliche Ausrichtung von Zellen und lebenden Systemen im Allgemeinen entscheidet.

Das Natrium-Kalium-Gefälle brauchen wir, um zu verstehen, wie sich gesunde und kranke Zellen verhalten, denn es ist verantwortlich für die ionische Ladung in unmittelbarer Zellumgebung. Wenn eine Zelle wie eine Batterie ist, dann ist dieses Gefälle das Ladegerät. Das ist aus zwei Gründen entscheidend: Zum Ersten kann nur eine aufgeladene Zelle arbeiten (wie auch nur eine aufgeladene Batterie Strom spendet), während eine entladene Zelle, in der sich kein Natrium-Kalium-Gefälle befindet, dysfunktional ist. Und zum Zweiten ist die durch das Gefälle negative Ladung der entscheidende Faktor für die korrekte räumliche Ausrichtung aller Zellen zueinander. Wenn Zellen diese räumliche Orientierung zueinander einhalten, sind sie gesund und funktional. Wenn sie aber die notwendige negative Ladung eingebüßt haben, dann verklumpen sie gegenseitig zu einer dysfunktionalen Masse, aus der Krankheit entsteht.

Ich möchte daher an dieser Stelle einen kurzen Überblick über eine bislang fehlerhafte Sicht auf die Zelle geben und durch einen exakteren konzeptuellen Rahmen ersetzen, in dem unsere Zellen und unsere Körper in Verbindung mit der natürlichen Welt, in der wir leben, gesetzt werden und in dem jede einzelne Zelle den Mikrokosmos einer ganzen Welt abbildet.

Im Laufe der vergangenen Jahrhunderte haben Wissenschaftler auf der ganzen Welt die Struktur, Funktionsweise und Mechanismen der Zellen von Säugetieren herausgearbeitet. Nach jahrzehntelanger Forschung wusste man, dass deren Zellmembran aus einer Doppellipidschicht aufgebaut ist, das heißt zwei Fettschichten umschließen eine Proteinschicht. In die Doppellipidschicht sind weitere Proteine eingearbeitet, die als Rezeptor, Pumpe oder in anderer Funktion dienen, die der Zelle bei der Kommunikation mit ihrer Umgebung hilft und sie ihre grundlegenden Aufgaben wahrnehmen lässt. Zum Beispiel gibt es Proteinrezeptoren, die Hormone wie Östrogen oder Testosteron an sich binden. Sobald ein Hormon, ein Opiat oder einer von Hunderten weiteren Botenstoffen von einem Rezeptor an die Zellmembran gebunden wird, löst er eine Aktion im Zellinneren aus.

Infolge der Aktivierung des Rezeptorproteins durch den Botenstoff wird ein Signal an den Zellkern weitergeleitet, das bestimmte Sequenzen der Zellkern-DNA (auch Gene genannt) an- oder abschaltet. Diese Sequenz wird transkribiert und erzeugt durch Translation neue Proteine, die wiederum Strukturen oder Aktionen auslösen, die dem jeweiligen Gen entsprechen. Wenn sich also z.B. Östrogen an die Rezeptoren in der Zellmembran bindet, dann sieht das an den Zellkern übermittelte Signal die Herstellung von Proteinen vor, die Brustgewebe aufbauen. Wenn das Östrogen entfernt wird bzw. die Rezeptoren blockiert sind, dann kann das Signal nicht durchdringen und keine Brustzellen werden gebildet. Je nach Zelltyp stehen andere Proteinrezeptoren zur Verfügung, die auch in ihrer Anzahl variieren, sodass jede Zelle die eigens ihr zugedachte Aufgabe erfüllen kann.

Wenn wir das alles zusammenfügen, erhalten wir ein rudimentäres Bild einer Zelle: Wir haben eine Doppellipid-Membran, die einen „Sack voll Wasser“ umschließt (Zellen bestehen aus 70 % Wasser), in dem diverse Bestandteile mit unterschiedlicher Funktion in gelöster Form vorliegen. Die

Zelle kann mittels Rezeptoren in der Membran mit dem Gesamtorganismus kommunizieren. Sobald ein Botenstoff einen spezifischen membrangebundenen Rezeptor aktiviert, wird eine Aktion in der Zelle ausgelöst, die im Regelfall aus der Aktivierung eines DNA-Segments (bzw. einer Gruppe von Genen) besteht. Diese Sequenz wird dann in unterschiedliche Proteine umgesetzt, die je nach Art eher strukturell oder eher funktionell sind. Der Sitz der DNA ist der Zellkern und die Proteinsynthese obliegt vorrangig den Ribosomen, die in der wässrigen Struktur des Zytoplasmas zu Hause sind. Die für all diese Prozesse benötigte Energie wird von den Mitochondrien durch die Bildung von Adenosin-Triphosphat (ATP) zur Verfügung gestellt.

Die Zellen von Säugetieren werden durch die hohe energetische Dichte innerhalb des ATP-Moleküls versorgt. Das ist im Sinne einer organisch gewordenen Energie die passende „Währung" für das jeweilige System. Wenn das System die US-amerikanische Wirtschaft ist, dann ist es der Dollar, der alles am Laufen hält. ATP ist ein Adenosinmolekül, das mit hoher Energiedichte an drei Phosphate gebunden ist. Sobald die Verbindung auf zwei Phosphate reduziert wird (ADP), dann steht die dritte Bindung für Zellarbeit zur Verfügung. Wenn auch die nächste Bindung abgespalten wird, dann wird noch mehr Energie freigesetzt, während das in einer Monobindung verbliebene Phosphat (AMP) zurück in das Mitochondrium geschleust wird, um wieder zu ATP zu werden bzw. „neues Geld" zu drucken. Wie in einer Volkswirtschaft kann die Währung genutzt werden, um sich einen Wunsch zu erfüllen (z. B. ein Haus zu kaufen), wodurch das Geld aufgebraucht wird und man wieder arbeiten muss, um neues zu beschaffen, damit weitere Aktivitäten (wie z. B. Nahrung zu beschaffen) möglich sind.

Nehmen wir als Beispiel die Natrium-Kalium-Pumpe, die man sich wie ein membrangebundenes Dauerkarussell vorstellen kann. Es gibt eine externe Bindungsstelle für Kalium und eine interne Bindungsstelle für Natrium. Unter Nutzung von ATP als Energiequelle bindet sich die Pumpe also außerhalb von Zellen an K+ und innerhalb von Zellen an Na+. Sobald diese gebunden sind, dreht sich die Pumpe einmal um sich selbst und lagert Ka+ im Zellinneren sowie Na+ im Zellzwischenraum ab. Dann beginnt die nächste Runde, das Karussell nimmt wieder Ka+ außerhalb und Na+ innerhalb der Zelle auf, dreht sich erneut und speichert die Mineralstoffe spiegelverkehrt ein, so lange, bis die Konzentration im richtigen Gefälle vorliegt, als negative Ladung, die wir außerhalb der Zelle ablesen können.

Ich kann nicht oft genug betonen, wie grundlegend es für unser Verständnis der Zellbiologie und der Struktur- und Funktionsweise von Zellen ist, dieses Modell zu begreifen und zu erkennen, in welchem Maße es als Vorläufer bei der Entdeckung und Anwendung neuer Technologien und Medikamente dient. Es sei denn, wir haben es hier mit einem fundamentalen Irrtum zu tun. Ich bin in der Tat mehreren freidenkenden Wissenschaftlern zu tiefstem Dank verpflichtet, die mir dabei halfen, die Schwachstellen dieses herkömmlichen Modells auszumachen und mir eine exaktere und nützlichere Sichtweise auf die Zellbiologie von Säugetieren anzueignen. (Ich verweise an dieser Stelle auf die Arbeiten von Gilbert Ling, Mae-Wan Ho und Gerald Pollack; s. Literaturverzeichnis, wenn Interesse an einer tiefgreifenden Erläuterung besteht, die ich hier nicht liefern kann.)

Ich begann bereits in meiner Tätigkeit als Notarzt vor über 25 Jahren an der bis dato gültigen Erklärung zu zweifeln. Im Medizinstudium hatten wir gelernt, dass 70 % des Gesamtgewichts einer Zelle aus Wasser besteht und dass über 99 % der Moleküle einer Zelle an Wasserstoff gebunden sind. Diese Zusammensetzung ist experimentell erwiesen. Wir lernten auch, dass Materie drei Aggregatzustände annehmen kann: fest, flüssig und gasförmig. Bezogen auf Wasser bedeutet das: Eis, flüssiges Wasser und Wasserdampf. Wenn wir von einer Zelle sprechen, in welchem Aggregatzustand befindet sich deren 70 % Wasser? Herkömmliche Zellbiologie deutet dies als flüssigen Zustand, wobei die Gesamtheit der Materie wie Kalium, Natrium, der Zellkern, die Mitochondrien, Ribosomen und Proteine im universellen Lösungsmittel Wasser in gelöster Form vorliegt.

Aber auch wenn ich als Notarzt viele Menschen mit furchterregenden Wunden sah, bei denen es zu massiven Verletzungen der Zellmembran des betroffenen Gewebes gekommen sein musste, so sah ich weder jemals aus einer dieser Wunden Wasser austreten noch eine Pfütze auf dem Boden neben der verletzten Person. Blut schon, natürlich, aber warum kein „reines" Wasser aus dem Zellzwischenraum? Entsteht an dieser Stelle etwa kein Leck? Das war einer dieser Momente, die wir alle von Zeit zu Zeit haben, wo „Tatsache" und Beobachtung nicht übereinstimmten. Ich hatte gelernt, und auch geglaubt, dass sich unser Körper zum Großteil aus flüssigem Wasser zusammensetzt, aber wie ich es auch drehte und wendete, ich konnte bei keinem menschlichen Lebewesen, das ich traf, intrazelluläres Wasser finden.

Diese offensichtliche Dissonanz veranlasste mich dazu, mich eingehender mit der Literatur über Zellbiologie zu beschäftigen. Ich erfuhr, dass vieles von dem, was wir über verschiedene Rezeptorpumpen und Zielproteine wissen, von Wissenschaftlern entdeckt wurde, die Mikropipetten benutzten – eine Art Spritze im Miniaturformat, mit denen sich die Zellmembran perforieren lässt, um aus dieser Proteine oder Pumpen zu extrahieren. Ich erfuhr, dass man Hunderte kleiner Löcher in die Membran stoßen kann, ohne dass jemals eine Flüssigkeit austritt und, wundersamerweise, ohne die Zelle in ihrer Funktion zu beeinträchtigen. Wie ist es möglich, dass man die Zellmembran, die ja als grundlegende Funktionseinheit einer jeden Zelle begriffen wird, ernsthaft beschädigen kann, ohne die Zelle in ihrer Funktion einzuschränken?

Der Biologe Gilbert Ling veröffentlichte 2001 ein Buch mit dem Titel *Life at the Cell and Below-Cell Level*, in dem er behauptete, dass die Abschiebung von Natrium und die Anreicherung von Kalium nicht hinreichend durch die Natrium-Kalium-Pumpe erklärt würde und die Pumpe daher nicht für die negative Ladung im Umfeld der Zellmembran verantwortlich sein könne. Ling ist ein chinesischer Wissenschaftler, der dank des begehrten Boxer-Indemnity-Stipendiums an der *University of Chicago* studieren und unter den Fittichen des avantgardistischen Neurophysiologen Ralph Waldo Gerard auch zum Doktor promovieren konnte. Lings Werk ist brillant – und zum größten Teil nicht von der Schulmedizin anerkannt. Um seine komplexe Argumentation im Detail nachzuvollziehen, empfehle ich die Lektüre seines Buches, die Kernaussage ist jedoch sehr simpel: Die Rechnung geht nicht auf. Es *gibt* zwar diese Pumpe innerhalb der Zellmembran, aber wenn sie tatsächlich für die Schaffung des Natrium-Kalium-Gefälles verantwortlich wäre, dann müsste sie über 15- bis 30-mal mehr Energie (in Form von ATP) verfügen. Die Situation wäre vergleichbar mit einem Haushalt, der monatlich eine Hypothek von 5000 $ abzahlen muss, während das Einkommen nur 1000 $ beträgt. Nicht nur, dass man mit den Rückzahlungen nicht Schritt halten kann, es bleibt auch nichts für den restlichen Haushalt übrig.

In einer Reihe von Experimenten, die sich über Jahrzehnte erstreckten, konnte Ling auch zeigen, dass eine Punktion der Zellmembran mittels der Mikropipette offensichtlich keinen Einfluss auf das Natrium-Kalium-Gefälle bzw. die elektrische Ladung der Zelle hatte. Darüber hinaus setzte er sogar die Pumpe ganz außer Kraft, was nur geringe Auswirkungen auf das Gefälle hatte. Wenn es also eine Pumpe gibt und diese auch in die Zellmembran eingebunden ist, so besteht deren Aufgabe eher in einem „System-Back-up", der dann einspringen muss, wenn der Mechanismus, der eigentlich für das Gefälle und die Ladung zuständig ist, ausfallen sollte.

Ling demonstrierte ebenso, dass die Phosphatverbindungen im ATP im Grunde nicht mehr Energie bereitstellten als irgendwelche Bindungen zwischen beliebigen anderen Molekülen, dass also ATP gar nicht die hochenergetische Währung sei, für die wir es hielten.

Das lässt natürlich viele Fragen offen. In welchem Aggregatzustand befindet sich dann das Zellwasser? Was *ist* dann verantwortlich für die ungleiche Verteilung von Natrium und Kalium? Und wenn der Zellmembran offensichtlich weniger Bedeutung zukommt, wer sorgt dann für die Signalübertragung zum An- und Abschalten von Genen? Wenn ATP nicht die Hauptenergiequelle oder Währung in unserem Körper ist, welche Rolle spielt es dann? Und was, wenn nicht ATP, ist verantwortlich für die elektrische Ladung in unmittelbarer Zellumgebung?

Um Antworten darauf zu finden, müssen wir zu den Patienten aus dem vorherigen Kapitel und ihren Problemen mit dem Zellwasserhaushalt zurückkehren. Die Wissenschaft lehrt uns, dass Materie in diesen drei Aggregatzuständen vorliegen kann: fest, flüssig und gasförmig. Nehmen wir zum Beispiel Kupfer, das entweder als Kupfererz, geschmolzenes oder gasförmiges Kupfer verfügbar ist. Der jeweilige Zustand wird maßgeblich von der Temperatur beeinflusst, aber auch von Druckverhältnissen und Bewegung. Gleiches gilt für Wasser: Jeder der potenziellen Zustände sowie die ihm eigene Molekülanordnung hängt vorrangig von der Umgebungstemperatur ab.

Für die Bestimmung des Aggregatzustands einer Substanz muss man heutzutage keine Rätsel mehr lösen. Mittels der Spektralphotometrie kann die exakte Anordnung der Moleküle jederzeit und einfach ermittelt werden. Eis hat ein bestimmtes molekulares Muster, Wasser ein anderes und Wasserdampf wiederum ein anderes.

Wie kommt es also, dass die molekulare Anordnung von Wasser im gelartigen Zustand keinem der anderen drei Muster entspricht? Das ist so, weil sich Wasser, wie es Gerald Pollack in seinem Buch *Wasser – viel mehr als $H_2O$* beschreibt, als einziges Element in einem Aggregatzustand aufhalten kann, der sich molekular von allen anderen unterscheidet. Dieser vierte gelartige Zustand ist die natürliche Form von gesundem, intrazellulärem Wasser bei Säugetieren.

Die Bildung dieser intrazellulären Gelform ist ganz ähnlich der Herstellung von Götterspeise. In Amerika ist „Jello" zum Synonym für Götterspeise geworden, bezeichnet aber nichts anderes als Gelatine, also ein aus Kollagen hergestelltes Protein nach dessen Extraktion aus Knochen und Bindegewebe. Für die Herstellung von Gelatine braucht man nur Wasser und Proteine mit hoher Affinität zu Wasser (hydrophil). Durch Erhitzung wird Energie in die Proteine gebracht, die sich im Kontakt mit dem Wasser entfalten und Wasserstoffverbindungen eingehen. Nach dem Abkühlen befindet sich die Mischung in ihrem charakteristisch gelförmigen Vierte-Phase-Zustand.

Schauen wir uns einmal Gelenke an. Im gesunden Zustand sorgt die Form des Knorpels, der Schleimbeutel und aller inneren Strukturen für effektive Pufferung und hindert die Knochen daran, sich durch gegenseitige Reibung abzunutzen. Zellwasser im gelförmigen Zustand ist negativ geladen. Wenn es sich dem ebenfalls negativ gepolten Knorpel nähert, kommt es zur gegenseitigen Abstoßung, die sich in eine geschmeidige Bewegung der Bänder überträgt, anstelle eines groben Knochen-auf-Knochen-Kontakts. Vergleichen wir das mit einem Schlittschuhläufer auf dem Eis. Die Oberfläche des Eises ist eine feine, gelartige, negativ geladene Schicht, die ein

Steckenbleiben des Schlittschuhs verhindert. Wer jemals an einer extrem kalten Oberfläche geleckt hat, die keine solche negativ gepolte Schicht hatte, wird schnell gemerkt haben, wie die Zunge in Ermangelung elektrostatischer und mechanischer Abstoßung kleben blieb. Genau das passiert auch bei einem Knochen-auf-Knochen-Kontakt, begleitet von anhaltenden Schmerzen und Bewegungseinschränkungen.

Wenn sich Entzündungen in einem Organ wie der Schilddrüse ausbreiten, können wir eine Anschwellung von wässrigen Zellen und Gewebe beobachten. Geschwollene Schilddrüsenzellen können aber nicht die benötigte Menge an Hormonen ausstoßen, ebenso wenig wie angeschwollene Nervenzellen elektrische Reize so weiterleiten können, wie sie sollten. Eine derart veränderte Struktur des Zytoplasmas ist auf Zellebene das Hauptmerkmal eines entzündlichen bzw. Autoimmungeschehens.

Wie Pollack zeigen konnte, ist Wasser in der vierten Phase negativ elektrisch geladen und arbeitet wie ein kristallförmiger Rezipient, der zahlreiche äußere Formen, Energien, Informationen und Signale in sich aufnehmen kann.[31] Denken Sie an einen Radioempfänger, der bestimmte Frequenzen von Radiowellen absorbiert und diese in Klänge umwandelt, die wir hören können. Die Gelform bzw. das gesunde Zytoplasma im Vierte-Phase-Zustand dient also einem doppelten Zweck: Es formt mithilfe negativer Elektronen ein Schutzfeld um jede Zelle und es fungiert als Empfänger von Informationen, Energie und Signalen, die in etwas Nützliches für den Organismus umgewandelt werden.

Das bringt uns neue Erkenntnisse über die Bedeutung des ATP, bei dem ja, wie wir gesehen haben, davon ausgegangen wird, dass es die Währung in unserem Energiesystem darstellt. Diesem Modell zufolge wird ATP sinnbildlich „gespart“, „ausgegeben“ sowie neu „gedruckt“, immer mit dem Ziel, Energie für notwendige Zellfunktionen bereitzustellen. Ich denke allerdings, es wäre exakter, sich ATP wie die Hitze bei der Herstellung von Gelatine vorzustellen: Es bindet sich an bestimmte Rezeptoren intrazellulärer Proteine, was zu einer molekularen Transformierung führt, sodass die Proteine sich entfalten, erweitern und mit Wasser Bindungen eingehen können. Nach dem Abkühlen liegt eine Gelstruktur mit einer stabilen Negativladung vor, die ganz ohne die Hilfe externer Pumpen oder Energiequellen eine Schutzschicht für die Zelle darstellt.

In einer Reihe von Experimenten konnte Gilbert Ling zeigen, dass Zellen dank der physikalischen Besonderheiten des Vierte-Phase-Zustands – einer netzförmigen Gelstruktur im Inneren der Zelle – darauf ausgerichtet sind, das Kalium (als K+) in der Zelle „gefangen“ zu halten und Natrium (als Na+) nach außen zu schleusen. Um das zu veranschaulichen, stellen Sie sich ein Fliegengitter auf Ihrer Veranda vor. Ganz kleine Insekten dürfen dieses passieren, während es die großen Fliegen und Mücken abhalten soll. Die Schlaufen müssen also genau die richtige Größe haben. Man kann das ansatzweise auf unsere Zellen übertragen, mit dem Unterschied, dass sich das Netz (die Gelstruktur) proaktiv an das Kalium im Inneren der Zelle bindet.

Ling macht also die Entdeckung eines feinjustierten, selbsterhaltenden Systems, das ohne Energie von außen die vielleicht wichtigste Aufgabe von Zellen bewältigt, nämlich Kalium im Inneren und Natrium außerhalb der Zelle zu halten. Dieses Modell liefert uns eine weitaus elegantere, simplere, nachhaltigere und ökonomischere Erklärung als das der Natrium-Kalium-Pumpe, die ich ungeachtet ihrer weitverbreiteten Anerkennung nicht mehr für plausibel halte. Es hilft uns auch dabei, gemeinsame Phänomene und molekulare Veränderungen neu zu verstehen. Zum Beispiel hat sich gezeigt, dass die Transkription der DNA und die Translation in neue Proteine davon abhängt, welcher DNA-Abschnitt zum entsprechenden Zeitpunkt exponiert und „abgewickelt“ ist. Stellen wir uns einen DNA-Strang mit 100 verschiedenen Genen vor, an den das weibliche Hormon Östrogen angedockt hat, das die Eigenschaft hat, sich an die Gelstruktur im Zellinneren zu binden und dort hundert Kopien von Gen 43 in „Auftrag zu geben“. Das Östrogensignal modifiziert nun sehr subtil die Struktur der Kristallmatrix, wodurch sich die Form verändert, in der diese in die Matrix eingebettete DNA aufgewickelt ist. Dies exponiert Gen 43, das nun transkribiert und in das Zielprotein translatiert wird. Das Östrogensignal hat seinen Zweck erfüllt. Das verändert die Umgebung der DNA und die Proteinsynthese innerhalb der Zelle, was zur Herstellung der Proteine führt. Dank der Eigenschaften des Vierte-Phase-Zustands laufen derartige Prozesse – auch „Leben“ genannt – mit minimalem Energiebedarf und maximaler Leichtigkeit ab.

Dieses System läuft reibungslos, nachhaltig und ohne externen Energiebedarf und erlaubt der Lebensenergie, zu fließen. Signale in Form von Hormonen, Ionen und Nährstoffen beeinflussen und verändern auf subtile Art und Weise die intrazelluläre Matrix. Was dieses System nahezu perfekt macht, ist die Tatsache, dass dank des bipolaren Charakters von Wasser und seiner unbegrenzten Bindungsfähigkeit die menschliche Zelle für eine unbegrenzte Anzahl äußerer Reize empfänglich ist. Das erklärt auch, warum Wasser die Grundlage des Lebens ist: Es verfügt über eine grenzenlose Bindungs- und Anpassungsfähigkeit gegenüber äußeren Einflüssen. Kein Pumpsystem und keine proteingebundene Membran kann auch nur annähernd mit diesem Potenzial konkurrieren.

Diese neue Sicht auf unsere Zellen trägt auch zum Verständnis des sich entwickelnden Feldes der Epigenetik bei. Das konventionelle genetische Modell besagt, dass die grundlegende Struktur in Form der DNA-Doppelhelix alles ist, womit wir uns beschäftigen müssen. Eine milliardenschwere Biotech-Industrie widmet sich ausschließlich der vollständigen Entschlüsselung des menschlichen Genoms. Das hier vorgestellte Zellmodell hat jedoch einen Vorteil: Auch wenn die Beschaffenheit eines DNA-Strangs als Baustein unserer Gene wichtig ist, so ist doch von weitaus größerer Bedeutung, welche Sequenzen im Moment abgewickelt sind und kopiert werden können. Dieser Prozess entscheidet nämlich über unsere Gesundheit.

Bruce Lipton zeigt in seinem bahnbrechendem Werk *Intelligente Zellen*, dass selbst bei den gängigsten genetisch bedingten Krankheiten das Endergebnis maßgeblich von epigenetischen Einfüssen bestimmt wird, zu denen sogar die Weltanschauung einer bestimmten Person zählt. Gehen wir zum Beispiel davon aus, dass sich an der Stelle von Chromosom 11 das Gen 20 befindet. Falls von einem zu Gen 20 passenden Protein täglich 100 Kopien gemacht werden, dann stellen sich die Symptome von MS ein. Wenn aber nur acht Kopien täglich angefertigt würden, bliebe alles im Lot.

Gene sind festgelegt, sie können ihre On/Off-Aktivität nicht selbst mitbestimmen. Entscheidend dafür ist ihre Lage, inwiefern sie abgewickelt und exponiert sind und somit Signale zur Proteinsynthese weiterleiten. Dies geht wiederum maßgeblich von der gelförmigen Matrix aus und nicht vom Gen selbst. Einfacher ausgedrückt liegt das Ergebnis in den Händen der zellulären Gelstruktur, nicht in denen der Gene. Und die gelförmige Schicht des Zytoplasmas ist mit ihrem hohen Wasseranteil der perfekte Bindungspartner und empfänglich für Hormone, Vitamine, Nährstoffe, Sonne, Licht, Klänge und – so glaube ich zumindest – sogar für subtilere Energien wie Glauben und Liebe. Alle diese Einflüsse sind dafür bekannt, mit der Kristallmatrix zu interagieren und diese zu verändern. In diesem Modell wird also physiologisch wunderbar veranschaulicht, wie unsere Gene dadurch, wie wir denken und fühlen, was wir sagen und mit wem wir uns umgeben, beeinflusst werden. Indem wir mit unserer Umgebung verbunden sind, hat alles dort allgemeinen Einfluss darauf, wer wir sind und wie wir funktionieren, und letztendlich sogar im konkreten Fall darauf, wie unsere Gene exprimiert werden.

# Kapitel 7

# Räumliche Orientierung, Autismus und Autoimmunität

Nach meinem Schulabschluss und der Freiwilligenzeit im Friedenscorps vertiefte ich mich zunehmend in die Anthroposophie und Anthroposophische Medizin. Ich besuchte bereits das *Medical College* und absolvierte parallel dazu meine Assistenzzeiten in Arztpraxen, die an die lokale Camphill-Gemeinschaft angeschlossen waren. Ich lebte mit meiner Familie im Dorf und beteiligte mich, da ich nur zwei Arbeitstage pro Woche im Dorf hatte, an allen Pflichten im Haushalt wie Kochen und Putzen.

Die Camphill-Bewegung revolutionierte die Fürsorge, die man in ihrer Entwicklung behinderten Menschen weltweit entgegenbrachte. Begründet von dem Arzt Karl König in Schottland, der sich von Rudolf Steiner inspirieren ließ, änderte sie den Umgang mit behinderten Menschen und deren Eingliederung in die Gesellschaft. Zuvor hatten diese oft unter ärmlichen und isolierten Umständen gelebt und konnten nun ein glückliches Leben in Würde genießen. Einige Jahrzehnte später waren viele Camphill-Dörfer weltweit das Vorbild für eine neue Art des menschlichen Zusammenlebens. In den Dorfgemeinschaften werden üblicherweise zwischen zwei und zehn behinderte Erwachsene oder Kinder (je nach Art des Dorfes) in eine Familie integriert, die zusätzliche Unterstützung von bis zu drei Mitarbeitern und Freiwilligen erhält. Tagsüber gehen diese integrierten Menschen entweder zur Schule oder auf eine Arbeit. Das können Gartenarbeit, Tierhaltung, Holzarbeit, Buchbinderei oder ganz andere Tätigkeiten sein, auf die jemand aus der Gemeinschaft spezialisiert ist. Manche arbeiten in einem Café, in dem Mahlzeiten aus der garteneigenen Ernte für die Bewohner der Gemeinschaft oder aus der Stadt angeboten werden. Man kann sich auf eine Tätigkeit festlegen oder durch verschiedene Jobs in regelmäßigen Abständen „rotieren". Als ich in meinem Dorf zu lernen anfing, arbeitete ich gewöhnlich im Garten, weil ich bereits einiges vom Anbau verstand. Meistens waren wir eine Gruppe aus drei bis vier Gartenhelfern, die von einem Supervisor angeleitet wurde. Unsere Aufgaben umfassten das Ausmisten von Ställen, Anlegen von Beeten, Aussäen, Jäten von Unkraut und Ernten.

Während dieser Zeit arbeitete ich mit zwei Jugendlichen zusammen, Fred und Paul, die beide schwer autistisch waren. Paul war 15 Jahre alt, als ich ihn zum ersten Mal in einem Camphill-Dorf im Staat New York traf. Wenn wir zusammenarbeiteten, schaukelte er mit seinem Körper vor und zurück, drehte Stöckchen in der Hand und sang „Lalala" auf verschiedene Melodien. Er war kräftig und konnte problemlos einen Stall ausmisten oder die Schubkarre vollladen; viel lieber aber wollte er in seiner eigenen Welt bleiben, sodass ich nicht zu fordernd mit ihm sein konnte. Was mich jedoch faszinierte, war, wie sehr Paul es liebte, Unkraut zu jäten und dabei, soweit ich es beurteilen kann, nie ein gutes Gewächs statt des Unkrauts herauszog. Wenn ich am Beet mit den Möhren arbeitete, fiel es mir oft schwer, das Unkraut vom Möhrengrün zu unterscheiden, vor allem wenn ich schnell arbeitete, sodass ich oft einen Setzling statt des Unkrauts erwischte. Paul stellte sich dabei viel besser an und er war schneller als ich. Einmal fragte ich ihn, wie er das machte. Seine Antwort bestand darin, mit dem Stöckchen zu spielen, wie ein Honigkuchenpferd zu grinsen und „Lalala“ auf ein neues Lied zu singen.

Fred war 18 Jahre alt, als ich ihn in der gleichen Dorfgemeinschaft kennenlernte. Ein großer, stämmiger Kerl, der jedes Mal, wenn ich ihn traf, mit schlenkernden Armen direkt auf mich zugelaufen kam. War er kurz davor, mich über den Haufen zu rennen, stoppte er abrupt ab und fragte mich etwas über „Onkel Harry“. Ich muss zugeben, dass er mir am Anfang etwas Angst einflößte, aber sobald ich ihn besser kannte, war mir klar, dass er niemandem etwas zuleide tun würde. Nach Abschluss des Medizinstudiums zog ich nach New Hampshire, wo ich meine kleine Hausarztpraxis innerhalb der aufstrebenden Anthroposophen-Gemeinschaft in der Nähe des ortsansässigen Camphill-Dorfes eröffnete. Fred und Paul siedelten schließlich auch in diese Dorfgemeinschaft über, in der ich 17 Jahre lang als Gemeindearzt lebte und arbeitete.

Nach meiner Niederlassung lernte ich einen Dorfbewohner namens Jimmy kennen, der ungefähr 30 Jahre alt war, also in meinem Alter. Jimmy war klein und untersetzt, hatte einen Buckel auf dem Rücken und eine ausgeprägte Gehbehinderung. Er sprach hastig und überstürzt und hatte viele Ängste, vor allem um seine Gesundheit. Aber er liebte auch Musik und beherrschte mehrere Instrumente, sogar komplexe Stücke spielte er vom Blatt. Das Camphill-Dorf war der richtige Ort für ihn, da hier der Zugang zu Kunst bestmöglich gefördert wurde. Ich beobachte Jimmy, wie er eine ihm unbekannte Sonate auf der Klarinette fehlerfrei spielte. Die Noten und auch der Rhythmus stimmten, trotzdem klang es furchtbar, so als ob man eine Maschine lediglich auf die richtigen Noten programmiert hatte, ohne das „Feeling" eines Musikstücks hervorzubringen. Ganz egal, wie oft wir auch versuchten, Jimmy einen Hauch musikalischen Empfindens zu vermitteln bzw. ihm Aufnahmen der gleichen Sonate vorspielten – weil wir dachten, seine Erfahrung dadurch zu bereichern –, spielte er das Stück immer exakt so, wie er es beim ersten Mal gespielt hatte. Er schien nicht in der Lage, ein Stück mit musikalischem Empfinden oder benanntem „Feeling" zu versehen.

Er war jedoch zu anderen erstaunlichen Dingen in der Lage. Wenn ich zum Beispiel ein ganzes Mikadospiel oder eine Kiste mit Bauklötzen auf dem Boden ausschüttete, konnte mir Jimmy innerhalb von Sekunden sagen, wie viele Stäbchen oder Klötze dort lagen. Ebenso wusste er blitzschnell den Wochentag eines beliebigen Datums der letzten 2000 Jahre – lediglich um das Jahr 0 herum klappte es nicht mehr so richtig.

Jimmy kam oft in meine Praxis und ich plante immer mindestens eine halbe Stunde für ihn ein, damit wir genug Zeit hatten. Oft sagte er bereits „Aua“, wenn er nur den Raum betrat und ich ihn noch gar nicht berührt hatte. Wenn ich ihn dann untersuchte, machte er alle möglichen Schmerzgeräusche – jedoch mit einem Grinsen im Gesicht. Ich fragte ihn, ob das wirklich alles so schmerzhaft sei, da mir Verletzungen oder andere körperliche Beschwerden nicht bekannt seien. Jimmy schaute mich an wie „auf frischer Tat ertappt“ und gab zu, dass „alles in Ordnung“ sei. Man wisse aber nie, ob man nicht plötzlich tot umfallen bzw. einem Herzinfarkt oder einer jener Krankheiten, über die er kürzlich gelesen hatte, zum Opfer fallen würde. Die restliche Zeit löcherte er mich mit Fragen, aus denen die Angst sprach, dass etwas mit ihm überhaupt nicht in Ordnung sei. Danach war er für eine gewisse Zeit beruhigt, bis er mich schließlich wieder mit weiteren Beschwerden und Schmerzen aufsuchte.

Im Laufe der Zeit lernte ich auch seine Mutter gut kennen und sie vertraute mir an, dass keiner der vielen renommierten Ärzte in den Krankenhäusern von Boston, weder einige der besten ganzheitlich alternativ ausgerichteten Heilpraktiker, die sie alle aufgesucht hatten, jemals eine Ahnung hatte, wie man Jimmy helfen könne. Wie viele andere Eltern hatte auch sie Symptome auftreten sehen, seit er zwei Jahre alt war. Seit mehreren Jahren stellte sie sogar, wie es zu der Zeit üblich war, ihre emotionale Bindung zu dem Sohn auf den Prüfstand und durchforschte die destruktive Krankenvorgeschichte ihrer Ahnen.

In vielen Camphill-Dorfgemeinschaften hört man Geschichten dieser Art: Bei Kindern, denen man bis dato eine normale Entwicklung bescheinigt hatte, entwickeln sich zwischen dem 15. und 24. Lebensmonat merkwürdige Symptome, oft als Gegenreaktion auf Impfungen. Im Laufe der Zeit werden solche Geschichten immer mehr zum Allgemeingut, sodass es heutzutage fast normal ist, dass Statistiken zufolge 1 von 36 Neugeborenen dem Autismus-Spektrum zugeordnet wird.

Ich bin diesen jungen autistischen Menschen zu großem Dank verpflichtet, da sie mein Leben bereichert haben. Und mehr als jeder andere haben sie mir dabei geholfen, eine andere Sicht auf Autismus, Autoimmunerkrankungen und Impfungen zu bekommen – eine Sicht, die sich hoffentlich als nützlich erweisen wird, um zu verstehen, warum so viele Kinder an diesen Störungen leiden und wie wir besser vorbeugen und behandeln können. Jimmys Fall hätte die Schulmedizin wahrscheinlich als *Idiopathischen Autismus mit Entwicklungsverzögerung* diagnostiziert. In meinen Augen ist damit jedoch nicht viel gesagt. Zumindest sagt es nichts darüber aus, wie die Störung entstanden ist bzw. wie sie in Zukunft verhindert werden kann. Ebenso wenig bietet die Diagnose Hinweise darauf, wie er diesen Zustand erlebt oder wie andere mit ihm umgehen sollten, um ihm zu helfen oder es erträglicher für ihn zu machen.

Wie wäre es also, wenn wir uns von einer anderen Seite nähern und die Phänomene, die wir tatsächlich beobachten, für sich selbst sprechen lassen würden?

Nehmen wir zum Beispiel Jimmys ungewöhnliche Beziehung zur Musik. Musik setzt sich aus mindestens drei Komponenten zusammen. Wir haben eine Reihe von Noten, einen bestimmten Rhythmus und die „Musikalität" des Stücks. Die beiden ersten Aspekte können mathematisch beschrieben werden und ergeben sich aus dem Notenblatt. Aus ihnen folgt: Man spielt jede Note im richtigen zeitlichen Verhältnis zu den Nachbarnoten. Musikalität bzw. musikalisches Gespür hingegen kann nicht so einfach notiert werden, auch wenn es von den Zuhörern eines Stücks deutlich herausgehört wird. Ich stelle es mir eher so vor, dass dieses Gespür für die Musik *in den Zwischenräumen*, also zwischen Noten und Rhythmen erblüht. Wenn Jimmy Musik machte, war es so, als ob dieser Zwischenraum für ihn nicht existierte. Auch sein alltägliches Verhalten legte eine sehr enge Beziehung zur Welt der Dinge und Zahlen nahe – wahrscheinlich deswegen konnte er Berechnungen fast wie ein Computer anstellen.

Bei Fred beobachte ich ein andersartig gestörtes Verhältnis zu diesem räumlichen Bewusstsein. Autisten haben oftmals Probleme bei der Bewältigung von sozialen Situationen. In menschlichen Beziehungen spielen aber räumliche Regeln eine wichtige Rolle. Wenn ein Patient in mein Behandlungszimmer kommt, sitzen wir normalerweise mit einem Abstand von einem halben bis einem Meter zwischen uns. Was aber, wenn ich mich mit meinem Stuhl in die hinterste Ecke des Raums verdrücken oder bis auf wenige Zentimeter an meinen Patienten heranrücken würde? Auch wenn sonst alles beim Alten bliebe, wir nach wie vor die gleiche Kleidung tragen und das gleiche Gespräch führen würden, würde eine derartige räumliche Veränderung alles verändern. Fred war sich seiner räumlichen Präsenz kaum bewusst. Er missachtete persönliche Grenzen und kam mit seinem Gesicht bis auf wenige Zentimeter an die Person heran, mit der er gerade sprach. Auch für seinen eigenen Raum hatte er wenig Gespür, stieß oft gegen Dinge und lief durch die Gegend, als würde er etwas jagen, vielleicht sich selbst. Paul zeigte in großen Teilen denselben fehlenden Sinn für Grenzen – wusste nicht, wo er aufhört und jemand anders beginnt, war immerzu in Bewegung und fuchtelte nervös mit den Händen herum, als ob er damit seine Grenzen ausloten wollte.

Jeder Mensch beginnt das Leben in seinem persönlichen Raum (*personal space*), so beschreibt es mein Freund und Kollege Jaimen McMillan, der diesen Raum auch als unsichtbaren, eiförmigen, uns umschließenden Kokon bezeichnet. Stellen Sie sich vor, beide Arme nach vorne auszustrecken und mit geschlossenen Händen einen großen Kreis vor Ihrem Herzen zu beschreiben; das entspricht den Abmessungen Ihres persönlichen Raums. Zwei erfahrene Gesellschaftstänzer demonstrieren wunderbar diesen persönlichen Raum, da bei ihnen die Kontaktpunkte an den Grenzen stattfinden und dadurch eine schöne, kraftvolle Bewegung erzeugt wird. Wenn sich beide Tanzende zu nahe kämen, wären Anmut und Kraft der Bewegung verloren.

Oder nehmen wir einen Boxer. Ein Teil seiner Strategie besteht darin, die Grenzen des eigenen Raums so auszuweiten, dass er seinem Gegner aus dieser Position einen Haken verpassen kann. Muhammad Ali ging gegen den stärkeren George Foreman sogar noch einen Schritt weiter und gewann den Kampf dadurch, dass er sich über die gesamte Zeit in dessen persönlichen Raum aufhielt und ihn damit schwächte. Bei Tai-Chi-Meistern kann man fast buchstäblich sehen, wie diese mit den Grenzen ihres eigenen Raums spielen und tanzen und diese somit erweitern. Wenn wir bei guter Gesundheit sind, dann kommunizieren wir mit der Welt mittels eines intakten persönlichen Raums. Wir können dann diesen Raum bis in unsere Fingerspitzen fließen lassen und über diese wichtige Schnittstelle in Kontakt treten.

Wenn wir krank sind, dann schrumpft unser Raum und zieht sich oft bis zur Hautgrenze zurück. Ohne es zu wollen, fühlen wir uns dann schutz- und machtlos und verletzlich. So als ob die Welt zu nah an uns dran ist, was eine sehr schmerzhafte Erfahrung ist. So fühlt sich das Innenleben von autistischen Menschen an. Manchmal leben sie diesen Zustand aus, indem sie den Kontakt zu anderen unmittelbar an ihrer eigenen Grenze herstellen, anstatt sich an der gesunden „Armlänge Abstand" zu orientieren. Dieses Zusammenschrumpfen des persönlichen Raums, der uns ja eigentlich wie eine Schutzschale umgeben und nähren soll, ist meiner Ansicht nach der Grund dafür, dass sich Autismus durch den Verlust sozialer Funktionen auszeichnet.

Schauen wir uns einmal Krebszellen an. Auch wenn es diverse Wege gibt, deren Abnormität zu beschreiben, ganz besonders im Hinblick auf die Anordnung der DNA und der Chromosomen, so ist doch ein bedeutendes Merkmal von soliden Tumoren, dass deren Zellen die korrekte räumliche Orientierung zueinander eingebüßt haben. In jedem Organ halten die Zellen einen einzigartigen, spezifischen Abstand zueinander ein, der für sie gesund ist: Leberzellen sind anders angeordnet und voneinander entfernt als Herzzellen. Das verleiht allen Organen eine eigene Empfindungs- und Kompositionsebene und hat großen Anteil an ihrer Funktionsweise. Bei soliden Tumoren gehen diese räumlichen Beziehungen jedoch verloren. Die Zellen sind sich gegenseitig zu nahe, sodass das Gewebe hart und kompakt wird, wie wir es bei der typischen Tumorverhärtung beobachten.

Zellbiologie und der Einfluss von Wasser auf die Zellphysiologie sind hier von großer Bedeutung. Der persönliche Raum ist nämlich im Grunde ein Spiegel für das, was spannungstechnisch auf zellulärer Ebene abläuft. Wie wir in Kapitel 6 gesehen haben, erhalten gesunde Zellen mit einem negativ geladenen Schutzfeld um sich herum ihre Funktionsweise aufrecht. Wenn eine ungeladene Zelle aus dieser geladenen Zellgemeinschaft herausfällt, wird sie zu einem „Fremdkörper", der nicht länger zum Gesamtnetzwerk dazugehört, das alle Zellen koordiniert, reguliert und zu einem „Organismus" macht. Ungeladene Zellen verklumpen sich untereinander und formen daraus letztendlich ein dysfunktionales Gewebe, das im schlimmsten Fall zum Tumor wird.

Wie wir aus Kapitel 6 wissen, führt die konventionelle Wissenschaft die Erzeugung der Zellpolung auf die Funktionsweise der Natrium-Kalium-Pumpe zurück, während Ling nachweisen konnte, dass diese Pumpe nur eine unbedeutende Rolle bei der Verteilung dieser Ionen inner- und außerhalb der Zelle spielt. Ling zeigt nämlich, dass diese Verteilung ohne die Zufuhr externer Energie vonstattengeht. Stattdessen vollzieht sie sich allein durch die Fähigkeit des Wassers, eine kristalline Matrix zu bilden, die aufgrund ihrer Gittergröße kein Natrium in die Zelle lässt und sich an Kalium bindet und dieses innerhalb der Zelle anreichert. Diese Trennung der beiden Mineralstoffe erzeugt das negativ geladene Zellumfeld und macht aus der Zelle eine gesunde, aktive Arbeitseinheit.

Individuelle Zellen schließen sich zu Gewebe zusammen, in dem die kumulative Spannung der Zellen fortbesteht. Komplexe Gewebsstrukturen bilden schließlich Organismen bzw. Organe, in denen die kumulative Spannung der einzelnen Komponenten vorherrscht. Daraus erwächst unser persönlicher Raum. Mit anderen Worten ist dieser Raum der Spiegel all jener Charakteristika, die den Vierte-Phase-Zustand des Zellwassers in unserem Organismus kennzeichnen. Man könnte dies auch den „Wasserkörper“ oder, um es mit Rudolf Steiner zu sagen, den „Ätherischen Körper“ nennen. In der antiken griechischen Philosophie sprach man von „Lebenskörper“ oder Quelle des Lebens, um den Unterschied zwischen lebenden und toten bzw. unbelebten Wesen zu markieren.

Es ist unser Wasserkörper, den Impfungen aus dem Gleichgewicht bringen. Es ist auch der Wasserkörper, an dessen Ursprung sich autistische Störungen und Autoimmunerkrankungen auf unterschiedliche Art und Weise manifestieren.

Wie kommt es überhaupt zu einer Störung des Wasserkörpers und wo besteht der Zusammenhang zu den Impfungen? Ich glaube, dass unsere Wasserstruktur dadurch gestört wird, dass intrazelluläre Giftstoffe in den Körper eingeführt werden und dort das kristalline Gel besetzen und die Zellen schädigen. Das betrifft meiner Meinung nach alle Zellgifte wie Aluminium, Quecksilber bzw. Thiomersal, Formaldehyd sowie weitere Chemikalien und Schwermetalle. Indem sie die kristalline Struktur besetzen, nehmen sie negativen Einfluss auf die Spannungserzeugung in den Zellen.

Und da die intrazelluläre Matrix für die Expression der exponierten Gene sowie die Formgebung der DNA zuständig ist, kommt es durch die Injektion von Impfstoffen zu Fehlern und Störungen bei der DNA-Transkription und der Proteinsynthese. Die Schulmedizin betont als Ursache für Autismus einseitig das Auftreten von DNA-Mutationen und vergisst dabei, was eigentlich das reibungslose Funktionieren der DNA kontrolliert: unsere intrazelluläre, gelförmige Wassermatrix. Wenn man beides miteinander kombiniert, den Verlust der Fähigkeit der Zelle, ihre adäquate Ladung selbst zu erzeugen sowie die Fehler bei der Translation von DNA in Proteine, dann haben wir im Ergebnis eine Störung unseres Wasserkörpers.

Darüber hinaus schädigen Impfungen die intrazelluläre Gelstruktur unserer Zellen durch chronische Entzündungen. Chronisch entzündete Zellen und Gewebsstrukturen überhitzen, was im ersten Schritt zu einer „Auflösung“ der Gelstruktur führt. Besteht die Entzündung längere Zeit fort, dann verhärten die Zellen (*Sklerose*) und fügen der Zellmatrix großen Schaden zu. Beide Prozesse, sowohl Auflösung als auch Verhärtung, beeinträchtigen die Gesundheit der intrazellulären Matrix enorm.

Wenn Zellen und Gewebe eine Infektion oder Exposition durch Toxine erfahren, dann reagiert unser Körper darauf, indem er Hitze und Entzündungen erzeugt, die zelluläre Gelstruktur auflöst und die Fremdstoffe durch Fließprozesse nach außen befördert. Das ist die Erklärung, warum wir bei einer Akutinfektion so viel Schleim, Stuhl, Urin und Schweiß produzieren. Und das steht an der Wurzel von Hippokrates' weisen Worten: „Gebt mir ein Fieber und ich kann jede Krankheit damit heilen." Das Fieber trägt die toxische Belastung nach draußen.

Unglücklicherweise kommt bei Autoimmunerkrankungen dieses auf dem Prinzip der „Verflüssigung" (*Liquefaktion*) beruhende Detoxsystem nie an sein Ziel. Entweder weil die toxische Belastung zu hoch ist, die Reabsorption von Antigenen dauerhaft stattfindet oder der Teufelskreis des Zellzusammenbruchs die Produktion neuer Antikörper ununterbrochen anheizt. Prozesse kommen nie zum Abschluss und setzen sich in vielen Fällen so lange fort, bis das Gewebe gänzlich zerstört ist.

Autismus ist ein gesonderter Fall, in dem sich das Autoimmungeschehen bis ins Gehirn fortsetzt. Wenn ein ansonsten normales, gesundes Kind einen Schreianfall nach einer MMR-Impfung bekommt, dann aufgrund einer Gehirnentzündung, auch Enzephalitis genannt. Wenn ein Kind bekannten Neurotoxinen wie Aluminium oder Thiomersal (eine Quecksilberverbindung) bzw. Netzmitteln wie Polysorbat 80, die das Übertreten körpereigener Schutzbarrieren wie der Blut-Hirn-Schranke erleichtert, ausgesetzt wird, dann versucht der Körper, diese toxische Belastung mithilfe von Entzündungsprozessen und von Liquefaktion wieder loszuwerden. Wenn sich bei einem Kind aufgrund stetiger Antibiotikagaben, schlechter Ernährung und toxischer Exposition keine gesunde Darmflora aufbauen kann, dann sind Entzündungen als des Körpers einzige Lösung zur Giftausleitung ebenfalls vorprogrammiert.

Das Problem stellen jedoch nicht nur die Impfungen dar. Wie Dr. Zach Bush zeigen konnte, spielt auch Glyphosat (auch als „Round-up" bekannt) eine bedeutende Rolle. Er fand nämlich heraus, dass das Pestizid die Herstellung von Zonulin anregt, das Löcher in die Darmwand und die Blut-Hirn-Schranke zu reißen vermag. Durch ein Zuviel an Zonulin wird also das Blut mit Toxinen und Antigenen konfrontiert, die normalerweise an der Darmwand zurückbleiben würden. Sind diese einmal im Blut, dann hilft Zonulin auch dabei, diese durch die Blut-Hirn-Schranke zu leiten. Und sobald sie ins Gehirn eindringen, antwortet der Körper darauf mit oben beschriebener entzündlicher Liquefaktion.

Da Glyphosat auf den meisten Feldern versprüht wird, Tiere auf diesen Feldern weiden und die aus diesen Tieren gewonnene Gelatine als Nährboden für gezüchtete Impfviren dient, ist das Pestizid zum einen üblicher Bestandteil der meisten Impfstoffe, zum anderen natürlich auch in der Nahrung enthalten, die unsere Kinder zu sich nehmen. Glyphosat im Essen macht den Darm durchlässig für Giftstoffe; Glyphosat in Impfstoffen lässt diese Giftstoffe durch die Blut-Hirn-Schranke passieren.

Ich glaube, dass im frühen 20. Jahrhundert Eltern vollkommen zu Recht darum besorgt waren, dass ihre Kinder an einer Kinderkrankheit sterben könnten. Insbesondere die Diphtherie sorgte für Krankheitsverläufe, denen viele Kinder zum Opfer fielen. Als die Forschung voranschritt und das auslösende Bakterium entdeckte, war die Entwicklung eines Impfstoffs der nächste logische Schritt und ein wichtiger medizinischer Durchbruch. Aber eine Frage blieb immer ungeklärt: Wie sollte man einen Impfstoff entwickeln, der über die Hauptwirkung hinaus nicht noch zusätzlich das Immunsystem und die Gesundheit der Kinder beeinträchtigen würde? Nachdem ich die Wissenschaft hinter der Impfpraxis jahrelang studiert hatte, musste ich leider feststellen, dass dieser sichere und zugleich effektive Impfstoff noch nicht gefunden wurde.

Einige Probleme mit bestehenden Impfungen werden eventuell immer ungelöst bleiben. Zu den größten Problemen zählt, dass sie, um bei Kindern eine brauchbare Immunantwort auszulösen, zumeist toxische Adjuvantien enthalten, die das Immunsystem aus dem Gleichgewicht bringen. Impfstoffe, die ohne Adjuvantien auskommen (in der Regel sind diese auf Lebendviren gezüchtet), tragen ebenfalls die Gefahr einer überschießenden und schädlichen Immunantwort. Auch wenn diese (und einige weitere) Probleme wohl immer Bestand haben werden, sollten sie doch allermindestens beim Namen genannt werden.

Auch ohne auf diese Gefahren hinzuweisen – bzw. auf weitere Risikosubstanzen wie Glyphosat, die heutzutage fester Bestandteil unseres Alltags sind – müssen wir anerkennen, dass wir weder die Kinderkrankheiten als solche noch unsere Angst vor ihnen vollständig ausrotten konnten. Während spezifische Krankheiten wie Diphtherie oder Keuchhusten ihre Bedrohlichkeit von früher eingebüßt haben, ist der allgemeine Krankenstand deutlich angestiegen. Welche Eltern sorgen sich heutzutage nicht darum, dass ihr Kind Nahrungsunverträglichkeiten, Neurodermitis, Asthma oder Lernstörungen bekommen bzw. mit ADS/ADHS, Autismus oder Leukämie diagnostiziert werden könnte? Unsere Arztpraxen, Krankenhäuser und Schulen sind bis zum Anschlag gefüllt mit kranken, eingeschränkten Kindern, die oft an Dingen leiden, die bis vor hundert Jahren noch völlig unbekannt waren.

Im folgenden Kapitel werde ich anhand von drei Krankheiten, gegen die ein durchschnittliches amerikanisches Kind heutzutage geimpft ist, die entsprechenden Impfprogramme und die mit ihnen verbundenen gesundheitlichen Konsequenzen genauer unter die Lupe nehmen.

# TEIL 2

# Impfirrtümer: Drei Fallbeispiele

# Kapitel 8

# Die Windpockenimpfung: Ein Fall mit (un)beabsichtigten Folgen

Noch bis vor Kurzem bekam praktisch jedes Kind die Windpocken. Manche von uns tragen noch die eine oder andere Narbe aus dieser Zeit oder erinnern sich nostalgisch daran zurück, wie das Jucken kaum auszuhalten war oder wie plötzlich alle Kinder in der Familie, der Nachbarschaft oder am Urlaubsort an den Windpocken erkrankten. Eltern badeten ihre Kinder in Haferschleim (und Aufmerksamkeit) und pflegten sie mit Zinksalbe und feuchten Waschlappen. Wenn auch niemand sich selbst oder seine Kinder krank sehen möchte, so haben doch viele schöne Erinnerungen daran, wie es war, wenn intensiv für einen gesorgt wurde bzw. man für sein Kind sorgte – und an die ganz besondere Bindung, die entsteht, wenn man füreinander sorgt. Fast jeder überstand die Krankheit unbeschadet und erwarb sich lebenslange Immunität.

Während meiner ersten zehn Jahre als Arzt in New Hampshire bekamen fast alle meiner jungen Patienten irgendwann im Laufe ihrer Kindheit die Windpocken. Wir dachten uns nichts dabei und mit „wir“ meine ich: mich, die Eltern und die Mitglieder der Dorfgemeinschaft. Im Laufe der Jahre gab es hundertfache Windpockenausbrüche unter meinen Patienten. Den meisten von ihnen ging es aber so weit gut, dass sie gar nicht in meine Praxis mussten. Ich erinnere mich an keinen einzigen Fall mit einem schwierigen oder unkontrollierbaren Krankheitsverlauf. Auf Nachfrage hätte ich einen Esslöffel Lebertran (Vitamin A), zusätzliches Vitamin C und das homöopathische Mittel *Rhus-t (Rhus toxicodendron)* empfohlen. Mehr hätte ich nicht tun müssen.

Dementsprechend schockiert war ich, als ich 1995 von der Einführung der Windpockenimpfung hörte. Ich konnte mir nicht vorstellen, womit man einen Impfstoff gegen eine prinzipiell harmlose Krankheit rechtfertigen könnte, der nicht einmal lebenslange Immunität bescheren würde.[32]

Die Windpocken werden durch das Varizella-Zoster-Virus (VZV) ausgelöst, das zur Familie der Herpesviren gehört. Es ist so ansteckend, dass die meisten Kinder gleich nach Erstkontakt klinisch relevant erkranken. Nach einer kurzen Inkubationszeit entwickelt sich in den meisten Fällen schwaches Fieber, Blutandrang, Fließschnupfen sowie ein juckender, blasenartiger Hautausschlag, bevor die Symptome nach einer Woche abklingen und vollständige Genesung sowie lebenslange Immunität zurückbleiben. Bei Erwachsenen verläuft die Krankheit nicht so milde, tritt jedoch selten auf.

Vor der Einführung der Impfung erkrankten im Schnitt 4 Millionen Amerikaner jährlich an Windpocken. Eine geringe Zahl von diesen musste wegen Komplikationen wie Dehydrierung oder Begleitinfektionen stationär behandelt werden und lediglich ca. 100 bis 150 verstarben an den Folgen, ungefähr die Hälfte davon Erwachsene.[33] Der Tod und die Trauer darüber sind immer ein entsetzlicher Verlust, trotzdem müssen wir verstehen, dass dies eine äußerst geringe Sterberate ist. Bei den allermeisten Patienten verlaufen die Windpocken vollkommen milde und da dies in den frühen 1990er-Jahren landläufig bekannt war, überraschte es mich, dass die Krankheit auf einmal anders gesehen – bzw. vermarktungstechnisch anders dargestellt – wurde.

In Deutschland sind die Zahlen ähnlich. Noch zu Beginn der 2000er-Jahre erkrankte praktisch jedes Kind in Deutschland an Windpocken. Nach Einführung der Impfung jedoch gingen die Fälle um bis zu 90 Prozent zurück. Konkret ausgedrückt wurden 2017 nur noch knapp 20.000 Windpocken-Erkrankungen übermittelt.

Auch häufen sich die Beweise dafür, dass das Überstehen von Kinderkrankheiten vor einer Reihe anderer Erkrankungen im höheren Alter schützt. 2007 veröffentlichte die fachrezensierte Zeitschrift *Atherosclerosis* einen Artikel mit folgendem Resümee: „Ansteckende Kinderkrankheiten haben eine schützende Wirkung gegen koronare Herzkrankheit.[34] Das Risiko, an den Herzkranzgefäßen zu erkranken, sinkt erheblich mit der Anzahl durchgemachter Kinderkrankheiten." Im letzten

Jahr wurde eine breit angelegte Studie des *Baylor College of Medicine* in der Zeitschrift *Cancer Medicine* publiziert, derzufolge das Risiko von Gliomen (ein tödlicher Gehirntumor) um 21 Prozent absinkt, wenn man als Kind die Windpocken hatte.[35] Die Studie, die zu den bislang größten zählt, umfasste 4.533 Fälle und 4.171 Kontrollen aus fünf Ländern. „Die Ergebnisse legen nahe, dass eine überstandene Windpockenerkrankung zusätzlichen Schutz bietet", schließen die Spitzenforscherin Dr. Melissa Bondy und der stellvertretende Direktor für Krebsprävention und Populationswissenschaften in Baylor, Mr. McNair Scholar. „Der Zusammenhang ist nicht zufälliger Natur."

Als ich 1995, als die Impfung eingeführt wurde, die wissenschaftliche Literatur durchforstete, fand ich als bestes Argument für diese neue Maßnahme nur die Begründung, dass sich Eltern fortan weniger Tage freinehmen müssten, um ihre Kinder zu pflegen. Ein paar Urlaubstage einzusparen mag überlasteten Eltern vielleicht kurzfristige Erleichterung verschaffen, es führt jedoch im Endergebnis zu einer verpassten Gelegenheit, für seine Kinder da zu sein und diese zu unterstützen, während sie sich durch eine Krankheit arbeiten – eine Erfahrung, die ihr Vertrauen in die Eltern bestärkt und uns Eltern tieferes Verständnis für unsere Kinder und deren Bedürfnisse bringt. Wenn wir mit Überdiagnosen, Überimpfungen und Übermedikation Kindern vom frühen Alter an jegliche Hindernisse aus dem Weg räumen, dann lassen wir uns eine Gelegenheit entgehen, die Menschen besser kennenzulernen, die wir am meisten lieben. Wenn ein Kind durch eine Krankheit begleitet wurde, dann weiß es auch nach seiner Genesung, dass die Eltern da sind, wenn es sie braucht. Und die Eltern werden Erfahrungen gesammelt haben, auf die sie zurückgreifen können, wenn andere Herausforderungen anstehen – gesundheitlicher, emotionaler oder sozialer Art. Kluge Eltern wissen, dass es nicht ihre Aufgabe ist, die Welt so einzurichten, dass ihre Kinder niemals in Konflikte oder Probleme geraten; sondern präsent zu sein, aufmerksam und verfügbar, während ihre Kinder sich den Weg durch eine bestimmte Erfahrung bahnen, die ihnen die Gelegenheit gibt, zu wachsen.

Während die Windpocken in nahezu allen Fällen schnell und ohne große Komplikationen abheilen, so kann das Virus dennoch in eine Art Dämmerzustand treten und in den Nervenwurzeln bleiben, von wo aus es später als Herpes Zoster, der Erreger der Gürtelrose, wieder aktiv wird. Die Gürtelrose, die früher nur bei älteren, immungeschwächten Menschen auftrat, verursacht einen Hautausschlag mit kleinen Bläschen entlang einer Nervenfaser im Rückenmark. Dieser ist zwar nicht gerade angenehm, der wirkliche Schmerz geht aber laut der Beschreibung Betroffener von der Nervenwurzel aus und er kann monate- oder sogar jahrelang andauern. Die Gürtelrose ist eine kräftezehrende chronische Komplikation infolge der Windpocken – und sie gilt als eher schwer zu behandelnde Krankheit. Während die meisten Betroffenen „nur" diesen chronischen Schmerz erleben, führt die amerikanische Seuchenschutzbehörde (CDC) in ihren Statistiken jährlich 96 Todesfälle nach Gürtelrose, was weitestgehend der Sterberate bei Windpocken vor Einführung der Impfung entspricht.[36]

Glücklicherweise ist die Gürtelrose bei gesunden Erwachsenen sehr unüblich – zumindest war sie das, bis sich Mitte der 1990er-Jahre mit der Windpockenimpfung alles änderte. Anfang 2000 wurden die Spätfolgen immer deutlicher, als Windpockenneuerkrankungen drastisch ab- und neue Fälle von Gürtelrose drastisch zunahmen. Eine Studie aus Massachusetts über die Zusammenhänge zwischen beiden Pathologien schlussfolgerte 2005: „In Folge einer zunehmenden Versorgung durch die VZV-Impfung ist die Inzidenzrate von Varizellen gesunken und das Auftreten von Herpes Zoster angestiegen."[37] Eine 2002 in der Zeitschrift *Vaccine* veröffentlichte Studie geht davon, dass die „massenhafte VZV-Impfung zu einer breiten Epidemie von Herpes Zoster führen wird, die mehr als 50 % jener betrifft, die zum Zeitpunkt der Einführung 10 bis 44 Jahre alt sind."[38] Eine weitere Studie rechnete vor, dass dic Impfrate bei Kleinkindern zwischen 19 und 35 Monaten im Zeitraum 1999 bis 2003 von 66 % auf 89 % Prozent gestiegen sei, während die Fälle von Gürtelrose in allen Altersgruppen (Ältere mit eingeschlossen) um 90 % sowie in der Altersgruppe 25 bis 44 Jahre deutlich um 161 % zugenommen hätten.[39]

Eine Studie von 2005, ebenfalls in *Vaccine* veröffentlicht, kam zu dem Schluss, dass „durch die flächendeckende VZV-Impfung ein Vakzin-induzierter Rückgang exogener Reize (*boosts*) zu verzeichnen sei. Wir schätzen, dass die VZV-Impfung einer Inzidenz von 14,6 Millionen Herpes-Zoster-Fällen innerhalb der nächsten 50 Jahre für die Altersgruppe unter 50 gleichkommt, entsprechend einer finanziellen Belastung von 4,1 Milliarden US-Dollar bzw. 80 Millionen

US-Dollar jährlich."[40] Anders ausgedrückt liegt die Ursache für die deutlich niedrigere Herpes-Zoster-Inzidenz vor Einführung der Windpockenimpfung darin, dass die Menschen zwar auch nach ihrer Genesung weiterhin das Virus in sich trugen, gleichzeitig aber durch jede neue Exposition mit dem Virus jenen exogenen „Boost" bekamen, der sie vor der Gürtelrose schützte.[41] Und die schöne Erfahrung, die Eltern machen konnten, als sie ihr Kind durch die akute Krankheit begleiteten, schützte sie somit gleichzeitig vor Gürtelrose.

Zu den bedauernswertesten Folgen der Windpockenimpfung zählte die Tatsache, dass die Gürtelrose nun zunehmend jüngere Menschen traf – z. B. die Altersgruppe zwischen 40 und 50, die noch vor Einführung der Impfung fast vollständig immun gewesen war. Da die Gürtelrose nur auftritt, wenn man bereits die Windpocken hatte, wurde von verschiedener Seite argumentiert, dass Erstere nun Menschen traf, die aufgrund ihres Alters zwar früher nicht geimpft wurden, jetzt aber auch nicht von exogenen Boosts profitieren können, da ja die Folgegeneration durchgeimpft sei. Dieses Argument geht davon aus, dass die Gürtelrose verschwinden würde, sobald jeder gegen Windpocken geimpft sei, weil dann kein Zeitfenster mehr für jene Ungeimpften verbliebe, die in der Kindheit die Windpocken durchmachten, das Virus weiterhin in sich beherbergen und dennoch keinen Boost erführen wie die ehemals ungeimpften Kinder.

Das Problem daran ist, dass eine Massenimpfung VZV nie ausrotten wird, da diese erstens keinen vergleichbar starken und nachhaltigen Schutz verspricht wie eine durch die Krankheit verliehene Immunität und zweitens zunehmend an Effizienz einbüßt, je mehr Menschen geimpft sind. Man kann die Gürtelrose nicht nur trotz eines Impfschutzes gegen Windpocken bekommen, sondern sogar *durch* die Impfung selbst: Eine 2011 im *Pediatric Infectious Disease Journal* veröffentlichte Studie stellte fest, dass „die Windpockenimpfung bei Kindern zum Rückgang der Inzidenzrate geführt hat, *aber das Auftreten von Herpes Zoster durch das verwandte Impfvirus ermöglichte*"[42] (Hervorh. durch Verf.). Die Autoren der Studie konstatierten weiterhin, dass „die Forscher durch Labortests bestätigten, dass *einige geimpfte Kinder durch das im Impfstoff enthaltene Virus Gürtelrose entwickelten*"[43] (Hervorh. durch Verf.).

Aus einer Jahresübersicht des amerikanischen VZV-Impfprogramms für 2013 schlussfolgerten Wissenschaftler, dass „sich die routinemäßige Impfung gegen VZV eher als kostspielig sowie als Verursacher langer Behandlungszyklen und Krankheiten herausgestellt hat, anstatt wie versprochen die Windpocken bei Kindern auszurotten".[44]

Also tat der Hersteller des VZV-Impfstoffs Merck & Co. genau das, was jede Gesellschaft tun würde, die ihren Aktionären gegenüber Rechenschaft ablegen muss: Sie führte mit Zostavax den ersten Impfstoff gegen Herpes Zoster ein, von dem seit 2006 36 Millionen Dosen abgesetzt wurden.[45] Analog zu anderen Impfstoffen verspricht auch dieser keine lebenslange Immunität: „Eine Schutzwirkung von Zostavax über vier Jahre hinaus nach Impfung ist nicht bekannt", erklärt der Beipackzettel des Impfstoffs.[46]

Während diese neue Impfpraxis einen Geldsegen für die Aktionäre von Merck & Co. bedeutete – allein im Jahr 2016 wurde mit Zostavax ein Gesamtumsatz von 749 Millionen US-Dollar erzielt[47] – so wurde sie für die nichtsahnende Bevölkerung zum Fluch. Je mehr sich die Forschung dem neu eingeführten Herpes-Zoster-Impfstoff widmete, um so mehr tauchte ein wohlbekanntes Muster auf: jenes des vakzininduzierten Autoimmunprozesses. Eine Studie von 2013 aus dem *New England Journal of Medicine* sprach von „36 %iger Zunahme ernsthafter Nebenwirkungen durch die Herpes-Zoster-Impfung bei über 60-Jährigen (im Vergleich zur Kontrollgruppe)“ und schlussfolgerte daraus, „dass die Wirksamkeit und Sicherheit des Herpes-Zoster-Impfstoffs bei Älteren fraglich seien“.[48] Eine zwei Jahre später veröffentlichte Studie stellte fest, dass „Patienten nach einer Herpes-Zoster-Impfung im Vergleich zur Gruppe der Nicht-Geimpften eine mehr als doppelt bzw. fast dreimal so hohe Wahrscheinlichkeit hätten, Arthritis bzw. Kahlköpfigkeit zu erleiden“.[49]

In jüngster Vergangenheit haben ehemalige Patienten eine Klage gegen Merck & Co. angestrebt. Marc Bern, Rechtsanwalt der Kläger in einem Prozess von 2017, in dem Zostavax für Invalidität und Todesfälle verantwortlich gemacht wird, spricht von „weiteren Tausenden Klageschriften“, die sich in Philadelphia anhäufen würden, in denen impfinduzierte Pathologien aller Couleur zu finden seien, angefangen bei „Ausbruch der Gürtelrose nach Impfung und Blindheit auf einem Auge über schwerwiegende Lähmungen der Extremitäten und Hirnschäden bis hin zum Tod“.[50] Im selben Jahr klagten landesweit mehrere Personen direkt gegen Merck & Co. mit der Begründung, dass Zostavax nicht nur die Gürtelrose nicht verhindert, sondern sie auch noch mit Gürtelrose infiziert hätte.[51] Sollte der Pharmariese ins Straucheln geraten, so wartet die britische Konkurrenz in Form von GlaxoSmith-Kline schon darauf, sich dessen Marktanteile zu sichern: Ein Bericht von 2017 kalkuliert für deren monovalenten HZV-Impfstoff Bexsero bis ins Jahr 2022 eine Verdopplung der Umsätze auf 1,17 Milliarden US-Dollar.[52]

Wenn Sie glauben, dass die Seuchenschutzbehörde (CDC) oder der Berufsverband der Pädiater (AAP) den Impfplan deshalb immer mehr aufstockt, weil denen an Ihrem und dem Wohl Ihrer Kinder gelegen ist, dann dürfte Ihnen vielleicht entgangen sein, dass die langjährige Direktorin des CDC, Julie Gerberding, seit dem Amtsantritt Barack Obamas im Jahr 2009 einen Vorstandsposten in der Impfabteilung von Merck & Pharma bekleidete.[53] Oder dass mehr als ein Dutzend ehemaliger CDC-Forscher 2016 gemeinsam eine offizielle ethische Klage einreichten, die der Behörde Einflussnahme durch „außenstehende Teilnehmer und Nebeninteressenten" unterstellt.[54] Oder dass ein Reformkomitee des Kongresses von weitreichenden Interessenkonflikten zwischen CDC und Impfherstellern berichtete; so sei z. B. der Vorstandsvorsitzende zugleich Teilhaber von über 600 Kapitalanteilen von Merck & Co.[55]

Die CDC ist eine Behörde, die einer 30 Milliarden US-Dollar schweren Impfindustrie sehr nahe steht, selbst zahlreiche Patente auf Impfstoffe führt und „wissenschaftliche" Informationen bezüglich der Impfpraxis direkt über die von den Pharmariesen gesponserten Mainstream-Medien verbreitet. Viele sind der Meinung, dass sie weder die Macht haben sollte, den Impfplan aufzustellen, den amerikanische Kinder befolgen müssen (bzw. dafür zu sorgen, dass sie eine Befreiung brauchen, um weiterhin Schule und Kindertagesstätte besuchen zu dürfen), noch sich ganz allgemein zum Hüter der Impfsicherheit aufzuschwingen.

Die Frage, die sich mir weiterhin stellt, ist folgende: War es jenen, die die Windpockenimpfung entwickelten bzw. aggressive Lobbyarbeit für deren Einführung betrieben, bekannt, dass eine Massenimpfung dieser Art eine Herpes-Zoster-Epidemie nach sich ziehen würde? Falls ja, und falls darüber hinaus auch noch mit zukünftigen Marktanteilen für den Impfstoff kalkuliert wurde, dann wäre ich sprachlos. Falls aber auf der anderen Seite niemand ein derartiges Ausbrechen der Gürtelrose vorhergesehen oder ernsthaft in Erwägung gezogen hätte, wäre dies fast noch schlimmer. Denn dies impliziert, dass weder die Experten noch die Institutionen, denen wir eigentlich vertrauen sollen, die Risiken und Spätfolgen einer Impfpraxis richtig einzuschätzen vermögen oder aber jene Gefahren und Konsequenzen so weit herunterspielen, dass sie ungeachtet dessen mit ihren fragwürdigen Impfprogrammen fortfahren können.

# Kapitel 9

# Die Polioimpfung: Ein Fall von Ursachenverwechslung

Jeder Autor, der behauptet, dass Impfungen den explosiven Anstieg chronischer Krankheiten – insbesondere chronischer Autoimmunerkrankungen bei Kindern – begünstigt oder gar verursacht hätten, muss sich auch mit der großen Bedeutung auseinandersetzen, die in einer Epidemie der Impfpraxis bei Eindämmung von Tod, Behinderung, Armut, Elend und Angst zukommt. Keine Krankheit der Neuzeit hat das Land so sehr in seiner Mangel gehabt wie die Kinderlähmung (Poliomyelitis) in der ersten Hälfte des 20. Jahrhunderts. Schreckliche Bilder von verkrüppelten Kindern, an die „Eiserne Lunge" gefesselten Erwachsenen sowie von Präsident Franklin D. Roosevelt, wie er das Land vom Rollstuhl aus in den Krieg führte, haben sich bei allen, die sie miterlebten, ins Gedächtnis gebrannt – und prägen die öffentliche Meinung bis heute. Als viele Eltern mit banger Hoffnung mitverfolgten, wie 1953 Jonas Salk seine Doppelblind-Feldstudie für den neuen Impfstoff ankündigte, trugen sie überstürzt ihre Kinder (1,8 Millionen an der Zahl) für das größte medizinische Experiment ein, das unser Land je gesehen hat. Als ein Jahr später die Ergebnisse zeigten, dass die Impfung als sicher und zu 80 bis 90 Prozent wirksam gilt, stellte das einen extremen Wendepunkt in der öffentlichen Wahrnehmung dar: Amerikaner gaben Stoßseufzer der Erleichterung von sich und vertrauten der Macht der Impfungen, menschliches Leiden zu beenden.

Die Erfolgsgeschichte ist nahezu unglaublich – ein modernes medizinisches Wunder, das auf der ganzen Welt weitere Kampagnen zur Ausrottung von Krankheiten ins Rollen brachte, ein Triumph der modernen Wissenschaft, der in eine neue Ära mündete, in der man Erreger ganz einfach mit der Entwicklung von Impfstoffen besiegen könne. Aber was wäre, wenn sie nicht stimmte?

Gemäß den Erkenntnissen der Schulmedizin ist die Kinderlähmung (kurz: Polio) eine durch das Poliovirus ausgelöste hochansteckende Infektionskrankheit. Das Poliovirus gehört zu den Enteroviren, was bedeutet, dass die Erstinfektion im enterischen System, also im Magen-Darm-Trakt, stattfindet. Die meisten Infizierten werden keine Symptome verspüren, nur bei einer von vier Personen kommt es zu grippeähnlichen Symptomen, die nach ein paar Tagen wieder verschwinden.[56] Bei einer geringen Anzahl Infizierter kommt es zur Paralytischen Poliomyelitis, bei der das Virus in den Blutkreislauf eindringt und die vorderen Hornzellen der Wirbelsäule befällt – durch diese Zellen werden motorische Nervensignale geleitet. In schweren Fällen schließt diese motorische Fehlfunktion eine Lähmung des Zwerchfells mit ein, sodass ein Atemstillstand und der Tod die Folge sind – was zur Entwicklung der Beatmung durch die „Eiserne Lunge" führte.

Vor Einführung der Impfung Anfang 1955 wurde im Zuge einer wachsenden Epidemie empfohlen, feuchtwarme Orte wie Schwimmbäder, Pools, Teiche, Seen oder Brunnen zu meiden, da das Virus über Flüssigkeiten bzw. fäkal-orale Ausscheidungen übertragen würde. Des Weiteren wurde dazu geraten, keine verdorbenen Lebensmittel zu essen oder zu trinken, da es sich um ein Enterovirus handelt, das über kontaminierte Speisen im GIT absorbiert wird. Eine oral-orale Übertragung, z. B. über den Speichel oder gemeinsam benutztes Geschirr, wäre zwar ebenfalls möglich, käme aber seltener vor.

Mit dieser Erklärung wurde der in den Vereinigten Staaten des 20. Jahrhunderts einsetzenden Polio-Epidemie begegnet. Einige Aspekte dieser Erklärung waren korrekt, was die Sache nur noch verhängnisvoller machte. Die Geschichte hat sich seitdem so tief eingebrannt, dass man nicht mal auf die Idee käme, sie infrage zu stellen. Genau das müssen wir aber tun, wenn wir den wahren Verursacher der Epidemie stellen und gleichzeitig sicherstellen wollen, dass sich so etwas nicht wiederholt. Das Poliovirus *ist* ein Enterovirus und durch die Impfung *werden* Antikörper dagegen gebildet. Andere Teile der gängigen Erklärung sind jedoch willkürlich, unvollständig oder schlichtweg falsch. Weder hatte die Impfung die

Epidemie zum Stillstand gebracht, noch hatte das Virus diese ausgelöst.

Wie kann ich eine dermaßen radikale Behauptung aufstellen, die im kompletten Widerspruch zu allem steht, was wir über Polio zu wissen glauben? Zunächst einmal deshalb, weil die Geschichte viele Widersprüche aufweist. Viele wichtige Fragen können nicht beantwortet werden, so auch die Frage, die Abb. 9.1 aufwirft.

Warum gab es ausgerechnet zwischen 1916 und 1918 in den USA einen derart plötzlichen und dramatischen Anstieg der paralytischen Poliomyelitis? Warum aber beschreiben oder führen ärztliche Berichte von vor 1900 so gut wie keine Neuerkrankungen?

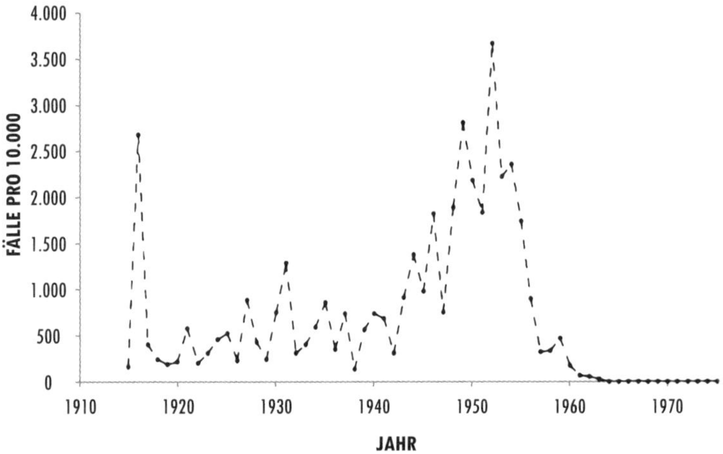


*Abb. 9.1. Inzidenz der Poliomyelitis in den Vereinigten Staaten von 1915-1975. Quelle: Dan Olmsted, "The Age of Polio Series: Explosion," Age of Autism: Daily Web Newspaper of Autism Epidemic.*

Hatte das Virus bis dahin schlichtweg noch nicht existiert? Oder durchlief es eine Art Mutation, die es von einer genuin harmlosen Virusinfektion in eine tödlich lähmende Nervenkrankheit im Jahre 1916 verwandelte? Wenn ja, warum und wie hätte das geschehen sollen? Aus Abb. 9.1. erkennen wir auch, dass die Polio-Fallzahlen innerhalb weniger Jahre ohne besondere Erklärung erneut rückläufig waren.

Wäre der Ausbruch von 1916 das Ergebnis einer Mutation eines harmlosen Virus in einen hochgefährlichen Erreger gewesen, dann hätten wir eine Explosion schwerer Verläufe bei jenen gesehen, die nie zuvor Kontakt mit dem Virus hatten. Das ist aber nicht geschehen. Die Inzidenz schwankte eher stark über die Jahre und es gab nie die Millionen Fälle Neuerkrankter, wie es bei einem für die Bevölkerung neuartigen Erreger zu erwarten wäre.

Nach einigen Jahrzehnten stetigen Auf und Abs gab es einen weiteren heftigen Ausbruch in den späten 1940er-Jahren, der sich bis in die 1950er fortsetzte und in 60.000 Infektionen im Jahr 1952 gipfelte.

Die Einführung des Impfstoffs 1955 schien sich perfekt mit einem nahezu abrupten Rückgang der Infektionen zu überschneiden, der sich bis 1979 fortsetzte, als man in den USA die Krankheit für besiegt erklärte. Wir haben aber immer noch keine Erklärung dafür, warum Polio so plötzlich und scheinbar aus dem Nichts einsetzte. Außerdem ist die Impfung allein weder eine hinreichende Begründung für den Rückgang, noch kann sie die großen Schwankungen erklären.

Wenn man sich auf einer Landkarte anschaut, wie zwischen 1916 und 1920 die Paralytische Poliomyelitis verteilt war, dann erkennen wir ein bekanntes Muster viraler Erkrankungen wieder. Warum häuften sich z. B. auf Coney Island die Ersterkrankungen derart, dass die Strände für mehrere Jahre buchstäblich verödeten? Bald darauf verbreitete sich Polio in anderen Städten entlang der Ostküste: Boston, Philadelphia und Baltimore. Die Fälle konzentrierten sich im urbanen Raum, in großen Städten in Meeresnähe, wo viele Lagerarbeiter und viele Süßwarengeschäfte waren, jedoch weniger im ländlichen Raum und im Inland.[57]

Vor allem in den Sommern der folgenden Jahre wurde öffentlich über die Ursachen dieser ungewöhnlichen epidemischen Ausbreitung diskutiert. Zu dieser Zeit steckte die pharmakologische Medizin noch in den Kinderschuhen und die meisten praktizierenden Ärzte waren sich noch der Bedeutung von Ernährung, frischer Luft, Bewegung und eines gesunden Lebensumfeldes für das Wohl ihrer Patienten bewusst. Im Rahmen der Krankheitsausbreitung wurde über den desolaten Zustand der Abfallwirtschaft in den Großstädten spekuliert, wo Kinder gepanschte Milch („Swill-milk-Skandal") kranker Kühe aus Großbauernhöfen trinken mussten. Es ist möglich, ja sogar wahrscheinlich, dass die schlechten Sanitäranlagen und der zunehmende Industriemüll zur Verbreitung von Polio beigetragen haben, aber Krankheit und Elend hatte es in amerikanischen Städten immer gegeben. Im Jahr 1916 kam jedoch ein bis dato unbekannter Faktor hinzu.

Keine der gängigen Erklärungen ist befriedigend. Alle sind spekulativ und auf Zufälligkeiten basiert. Es gibt jedoch überzeugendere Erklärungen für den plötzlichen Anstieg, die ungewöhnliche Verteilung und den plötzlichen Rückgang der Infektionen. Um diese zu verstehen, müssen wir uns einige Phänomene ansehen, die in den Jahren um 1916 erstmalig auftraten.

Dan Olmsted war investigativer Journalist und ehemaliger Chefredakteur der *United Press International* (UPI), Redaktionsassistent bei *USA Today* und einer von zwei Journalisten, die über die gravierenden gesundheitlichen Folgen bei US-amerikanischen Streitkräften durch das Anti-Malaria-Medikament Mefloquin berichtet hatte. Nach einer Reihe von Artikeln zum Thema Autismus, in denen er festhielt, dass diese Diagnose bei den Amish People nahezu unbekannt sei, verließ Olmsted die UPI, um zusammen mit Mark Blaxill, Kim Rossi und J. B. Handley die Plattform *Age of Autism* zu gründen, auf der er gemeinsam mit Blaxill zwei brillante Untersuchungen zu den Ursachen der Polio-Epidemie des 20. Jahrhunderts durchführte und diese mit dem weitläufigen Gebrauch von neurotoxisch wirkenden Düngemitteln wie Natriumarsenit und DDT in Verbindung setzte.[58]

Viele Menschen haben den Polio-Ausbruch mit Zucker in Verbindung gebracht und die Korrelation erhielt jede Menge öffentliche Aufmerksamkeit. So wurde dafür geworben, neben dem Besuch von Badeorten auch den Konsum von Zucker und zuckerhaltigen Lebensmitteln zu meiden. Natürlich war Zucker zu der Zeit nichts Neues mehr in Amerika, genauso wenig wie das Baden an Stränden. Neu war, dass es offenbar damit zu tun hatte, wo der Zucker herkam (Hawaii,

Kuba) und wie er verarbeitet wurde (in Raffinadefabriken entlang der Ostküste, also auch in Coney Island).[59]

Zuckerrohr anzubauen ist ein schwieriges Unterfangen. Es entzieht dem Boden alle Nährstoffe und setzt sich kaum gegen Unkraut durch. Auf einer Zuckerrohrplantage wuchert das Unkraut förmlich. Da die scharfen Blätter der Pflanze oft für Schnittverletzungen sorgen, ist die Arbeit riskant, aufwendig und geht nur langsam vonstatten, oft wird seitens der Arbeiter gestreikt. In den frühen Jahren des 20. Jahrhunderts befand sich die Zuckerindustrie in einer Krise: Viele große Plantagen aus Hawaii mussten ihr Geschäft aufgeben und die verbliebenen hatte große Probleme, überhaupt Gewinne einzufahren.[60]

Im Sommer 1913 hatte der Plantagenbesitzer Charles Eckhart aus Hawaii buchstäblich eine „Lösung" zur Hand. Diese bestand darin, die Zuckerrohrfelder mit Natriumarsenit zu besprühen, einer besonders starken Form von Arsen. Zu einer Zeit, als man noch wenig über die Giftigkeit von Herbiziden wusste, war dies eine revolutionäre Idee, da Arsen zwar das Unkraut abtötete, den Rohrzucker aber scheinbar unversehrt ließ. Somit konnten starke Personalkürzungen vorgenommen, Geld und Arbeitsausfälle eingespart und höhere Gewinne erzielt werden.[61]

Das einzige Problem, was man damals aber noch nicht wusste, ist, dass Arsen zwar nicht giftig auf tropische Pflanzen wirkt, sehr wohl aber auf Fische und Meeressäuger, Insekten und die Natur im Allgemeinen. Und für dieses Kapitel besonders relevant ist die toxische Wirkung auf die vorderen Hornzellen der Wirbelsäule. Es löst auch eine starke Entzündungsreaktion im GIT aus, die mit einer Ausdünnung der bürstenähnlichen Darmvilli einhergeht.[62] Sind diese beschädigt, dann wird die Darmwand durchlässig, sodass Toxine und Erreger, die eigentlich im Darm verbleiben sollen, in den Blutstrom gelangen.

Die ersten aufgezeichneten Poliofälle in Europa stammen 1887 aus Schweden, während die Krankheit den US-Bundesstaat Vermont ein paar Jahre später erreichte.[63] Um das Jahr 1873 herum wurde in Deutschland das erste Mottenbekämpfungsmittel auf Arsenbasis herausgebracht. Ein Jahr später erschien, ebenfalls in Deutschland, das erste DDT-ähnliche Organophosphat-Insektizid, eigentlich für die Landwirtschaft vorgesehen. Beide Produkte wurden weitläufig eingesetzt. Die Poliowelle in Vermont fiel in den gleichen Zeitraum wie die Einführung eines Insektizids aus Bleiarsenit.[64]

Sind von Polio keine Tiere betroffen? Ist der Mensch der einzige bekannte Träger des Virus in der Welt der Fauna (auch wenn Affen für Laborzwecke künstlich mit dem Virus infiziert wurden)? In den 1890er-Jahren begannen Kühe, Symptome einer akut auftretenden Lähmung zu zeigen. Als Ursache wurde ein Mottenbekämpfungsmittel mit Bleiarsenit ausgemacht; als man es nämlich nicht mehr verwendete, gingen die Lähmungserscheinungen zurück.

Die damalige Forschung konnte die Verbindung Polio/Lähmung nicht so einfach nachweisen. Gemäß dem Postulat von Robert Koch für den Nachweis übertragbarer Krankheiten muss Körperflüssigkeit einer infizierten Person bzw. eines Tieres entnommen und in ein anderes Lebewesen eingeführt werden, wo die identische Krankheit ausgelöst werden muss. Die Forscher blieben auf Grundlage dieses Postulats den Nachweis einer viralen Infektion als Ursache von Polio schuldig.

1908 führten zwei Ärzte aus Österreich, Karl Landsteiner und Erwin Popper, ein Experiment durch, bei dem sie einem an den Spätfolgen einer Lähmung (man vermutete, es war Polio) verstorbenen 9-Jährigen Rückenmarksflüssigkeit entnahmen. Einem Bericht für den Blog *The Vaccine Reaction* zufolge extrahierten sie aus dieser Flüssigkeit spezielle Präparate, die sie in das Gehirn von zwei Affen injizierten. Ein Affe starb und der andere erlitt eine dauerhafte Lähmung der Beine. Bei der späteren Sezierung der Affenhirne stellten Landsteiner und Popper fest, dass das beschädigte Gewebe dem von mit Kinderlähmung diagnostizierten Kindern stark ähnelte. Zum ersten Mal hatten Wissenschaftler das Virus isoliert und dessen ansteckende Wirkung nachgewiesen, aber auch sie entsprachen nicht dem Postulat von Koch und wurden zudem von vielen Kollegen kritisiert, u. a. von den „Polio-Pionieren" und Bakteriologen Dr. Claus W. Jungeblut und Dr. John Polanyi, die 1986 den Nobelpreis für Chemie erhielten.[65]

Die Schlussfolgerung des Experiments war, dass der Extrakt aus dem 9-Jährigen (vorausgesetzt, dass es sich um eine virale Infektion handelte) ein Virus enthalten musste, das bei einem der beiden Affen Symptome einer Lähmung auslöste. Dieses „unsichtbare Virus", von dem Landsteiner und Popper glaubten, es „isoliert" zu haben, wurde in der Folge zu dem, was wir als Poliovirus kennen.

Was aber hatte sich genau in den Präparaten befunden, die man dem Jungen aus der Wirbelsäule entnommen hatte? Was war in den Präparaten enthalten, die einen Affen töteten und den anderen lähmten? War es das Poliovirus oder könnte es auch etwas anderes gewesen sein? Diese Frage ist von umso größerer Bedeutung, als die einhellige Fachmeinung lautet: „Polioviren können nur Menschen befallen."[66]

Bevor sie den Affen die Präparate direkt ins Gehirn injizierten, gaben die Forscher ihnen auch eine Lösung zum Trinken. Durch diese nahmen die Affen jedoch keinen Schaden, eine Lähmung trat nicht auf. Die Forscher spritzten den Affen auch den Extrakt in die Gliedmaßen, wieder passierte nichts, keine Lähmungserscheinungen. Schaden nahmen die Tiere nur an der intrazerebralen Injektion.

Ist es möglich, dass der Tod des einen und die einsetzende Lähmung des anderen Affen nicht durch ein Virus ausgelöst wurde, das wir als Poliovirus kennen? Die Gehirne beider Tiere wurden mit fremdem Zellgewebe infiltriert und enthielten ungefilterte Toxine wie Bakterien und Viren einer möglicherweise unbekannten Krankheit, die den Jungen plagte. Wie konnten also Landsteiner und Popper endgültig darauf schließen, dass es sich bei dem Auslöser um ein spezifisches Virus handelte? Könnte nicht bereits die dicke Nadel der Injektion, die sie verwendeten, ernsthafte Nervenschäden und innere Blutungen verursacht haben?

Nach dem Ersten Weltkrieg wurde der Einsatz von Arsen im Landwirtschaftssektor immer gängiger und auch Polio brach weiterhin in Wellen aus. Und da immer mehr Zuckerbauern Natriumarsenit über ihre Felder verstreuten, war der Zucker, der in die USA importiert wurde, zunehmend mit Toxinen belastet.

In den folgenden Jahren stabilisierte sich die Lage bzw. war leicht rückgängig, bevor es zu einem weiteren Polio-Anstieg Mitte bis Ende der 1940er-Jahre kam. Zu dieser Zeit war man bereits deutlich von der Theorie abgerückt, dass dies lediglich an vermehrter Übertragung durch das Virus läge – eine Theorie, deren einzige Grundlage eine relativ dünne Studie war, in der ein Extrakt in das Gehirn von Affen injiziert worden war. Nichts hatte sich an dem Virus verändert, warum sollte es also plötzlich mehr Infektionen auslösen?

Eine interessante Erklärung für den dramatischen Anstieg an Paralytischer Poliomyelitis verwies darauf, dass im selben Zeitraum, Mitte der 1940er-Jahre, die Massenimpfung gegen Diphtherie, Keuchhusten und Tetanus (DTP) eingeführt wurde. Wenn es auch wenig Studien gibt, die den kausalen Zusammenhang zwischen dem Impfprogramm und dem Anstieg an Polio belegen, so ist es bereits vielsagend, dass Beipackzettel bestimmter Impfstoffe davon abraten, von diesen im Falle einer Polio-Welle Gebrauch zu machen. Für sich spricht auch eine Studie, die an Kindern in Guinea-Bissau durchgeführt wurde und die zeigt, dass nach erfolgter DTP-Impfung eben jene Krankheiten unter der kindlichen Bevölkerung seltener auftraten, der Impfstoff aber mit einer erhöhten Mortalität an anderen Ursachen in Verbindung gebracht wurde.[67] Möglicherweise handelt es sich in beiden Fällen um dasselbe Phänomen: Die Massenimpfung gegen DTP hatte das Immunsystem ausreichend geschwächt, um den Organismus empfänglicher für andere Krankheiten bzw. im ersten Fall für die Symptome einer Paralytischen Poliomyelitis zu machen.

In den 1940er-Jahren geriet ein Arzt aus Connecticut, Dr. Morton Biskind, zunehmend in Sorge über den Zuwachs an degenerativen Erkrankungen bei seinen Patienten. „In den Vereinigten Staaten befand sich die Polio-Inzidenz bis 1945 in einem konstanten Anstieg, während die epidemiologischen Besonderheiten unverändert blieben", notierte er. „Seit Anfang 1946 hat sich der Anstieg mehr als verdoppelt."[68]

Wie viele andere zu dieser Zeit vermutete auch Biskind nun einen Zusammenhang zwischen der Lähmung, die normalerweise Polio zugeschrieben wurde, und der Einführung von DDT. Nachdem es zum ersten Mal 1874 synthetisiert wurde, nutzte man DDT als Insektizid in der Landwirtschaft in den USA seit den 1940er-Jahren. Viele von uns, die zu der Zeit Kinder waren, liefen gerne dem Truck hinterher, wenn dieser durch die Straßen fuhr und DDT versprühte. Ich erinnere mich selbst noch daran, wie ich dem Truck auf meinem Fahrrad folgte und den intensiven Geruch eines süßen Gases einatmete, während das DDT weitflächig auf dem benachbarten Baseballfeld verteilt wurde. Die Sprühaktion war ein einmonatliches Ritual während der Sommermonate, die einzige Zeit im Jahr, in der es zu epidemischen Ausbrüchen der Paralytischen Poliomyelitis kam.

Schon damals war es wohlbekannt, dass DDT das Zentrale Nervensystem beeinträchtigt und eine besondere Affinität zu den vorderen Hornzellen der Wirbelsäule hat. DDT wird über die Haut und Schleimhäute sowie über die Nahrung in den Körper aufgenommen und wurde seit Anfang des 20. Jahrhunderts mit Lähmungserkrankungen bei Tieren in Verbindung gebracht. In den späten 1940er- und frühen 1950er-Jahren stellten viele Forscher eine Verbindung zwischen dem weitflächigen Einsatz von DDT und den der Kinderlähmung zugeschriebenen Symptomen her. Laut Blaxill und Olsted „veröffentlichten Dr. Morton Biskind und Dr. Irving Bieber 1949 den Artikel ‚Toxische Belastung durch DDT – Auftreten bislang unbekannter neuropsychiatrischer Symptome' im *American Journal of Psychotherapy,* in dem von störenden individuellen Symptomen sowie extremer Muskelschwäche berichtet wird".[69] Im selben Jahr zog Daniel Dresden in seinem Artikel *Physiological investigations into the action of DDT* eine weitere Parallele zwischen der DDT-Belastung und polioähnlichen Symptomen.[70]

1952 bezeugte Dr. Ralph Scoby vor dem *US House Subcommittee*, das mit Nachforschungen zu der Krankheit beauftragt war, dass es sich „bei Polio um eine klassische Vergiftung handele".[71] Und im Jahr 1953 publizierte Dr. Biskind im *American Journal of Digestive Disease* anlässlich des Themas und zog die verhängnisvolle Schlussfolgerung: „Bei Erkrankungen des Zentralen Nervensystems wie Polio handelt es sich vielmehr um die physiologischen und symptomatischen Manifestationen der fortlaufenden Überflutung der Weltbevölkerung mit ZNS-Giften, die von der Regierung und der Industrie gefördert wird."[72] Als Dr. Biskind ein Jahr später vor dem Hauskomitee als Zeuge aussagte, bestätigte er: „Es ist bekannt, dass die Vergiftung durch DDT einen Zustand herbeiführt, den man während einer Epidemie leicht mit Polio verwechseln kann, wobei ein Nervengift bereits selbständig in der Lage ist, Zellen der Wirbelsäule anzugreifen, wodurch die Empfänglichkeit für das Virus erhöht wird."[73] Tatsächlich bestand eine große Übereinstimmung zwischen der ansteigenden Polio-Inzidenz und der DDT-Produktion (s. Abb. 9.2.).

Eine Untersuchung zu der Polio-Welle 1958 in Detroit zeigte, dass nur 51 Prozent aller Betroffenen positiv auf das Virus getestet wurden. Was war mit den übrigen 49 Prozent, bei denen Paralytische Poliomyelitis diagnostiziert wurde, die aber keinen nachweislichen Kontakt zu dem Auslöser hatten?[74] Diese Statistik widerspricht einmal mehr dem Postulat von Robert Koch über die ursächliche Zuordnung zwischen Erreger und Infektionskrankheit. Wenn eine Infektion mit

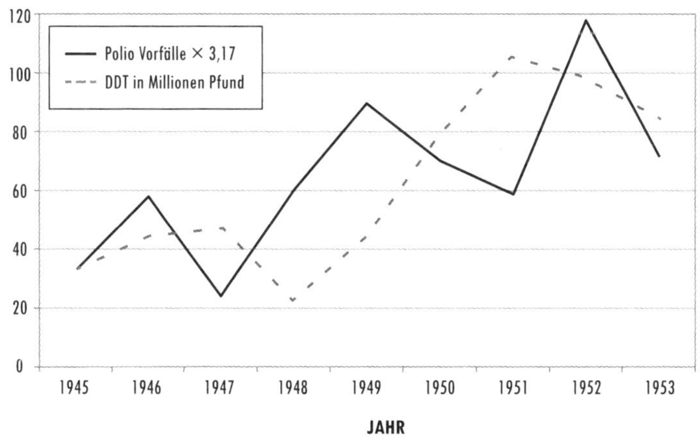


*Abb. 9.2. Polio-Inzidenz und DDT-Produktion in den USA 1945-1953. Quelle: Jim West, „Everything You Learned About the Cause of Polio is Wrong", Green Med Info, 21.8.2015.*

dem Virus nicht stattgefunden hat, dürfte nämlich in keinem dieser Fälle, fast der Hälfte aller Diagnosen, von Polio gesprochen werden, sondern es muss nach anderen Ursachen für die Epidemie geforscht werden.

Das Ende der Polio-Epidemie in den frühen 1960er-Jahren wurde fast einhellig der Einführung des Impfstoffs nach Salk zugeschrieben, gefolgt von der Schluckimpfung nach Sabin, die – ironischerweise – auf einem weißen Zuckerwürfel verabreicht wurde. Sicherlich gibt es eine Korrelation zwischen der Impfung und dem Ende der Epidemie, nichtsdestotrotz ist allen Wissenschaftlern bekannt, dass Korrelation nicht gleichbedeutend mit Ursache/Wirkung ist. Und wir beobachten eine weitere Korrelation: nämlich ein Ausschleichen, zumindest in den USA, der Besprühung mit DDT, welches danach für mehrere Jahrzehnte in Entwicklungsländer nach Übersee verschifft wurde, die dann ihre eigenen Polio-Epidemien erlebten. Um das Jahr 1964, als der letzte Polio-Ausbruch stattfand, war der Einsatz von DDT in den USA bereits stark eingeschränkt. Wir wissen, dass dies nicht die letzte „Chemiekeule" gewesen sein sollte, zumindest gab es aber keine weiteren Toxine, die Schäden an den vorderen Hornzellen der Wirbelsäule erzeugten und zu Symptomen führen, die einem üblichen Enterovirus aus dem menschlichen Mikrobiom zugeschoben werden.

Das Poliovirus ist nämlich Bestandteil des menschlichen Darms über Tausende von Jahren gewesen, ohne Krankheiten auszulösen, und ganz bestimmt ohne Ursache derartiger Epidemien zu sein, wie sie die USA Anfang und Mitte des 20. Jahrhunderts trafen. Es gibt keinen Nachweis darüber, dass das Virus mutiert wäre und dadurch an Gefährlichkeit zugenommen hätte. Und tatsächlich wurde bei Untersuchungen der entsprechenden Polio-Wellen festgestellt, dass die Hälfte der Betroffenen keinerlei Infektion mit dem Poliovirus erlitten hatten.

Nach alldem bleibt zu schlussfolgern, dass Polio nicht nur einfach eine gefährliche Viruserkrankung ist, die wir zähmen konnten. Auch wenn es möglich ist, dass das Virus als Kofaktor bei der Entstehung der Paralytischen Poliomyelitis dient, stellen die Hauptursache Toxine dar. Ohne die Belastung durch o. g. Toxine hätte es auch keine Polio-Epidemien gegeben und gleichzeitig hätte die Impfbewegung, die bald alle Kinderkrankheiten anvisierte, nicht einen derartigen Auftrieb bekommen. Daher ist es auch heutzutage noch so wichtig, gewissenhaft alle Faktoren zu untersuchen, die in die Erkrankung, die wir als Polio kennen, eingebunden sind.

# Kapitel 10

# Die Masernimpfung: Ein Fall von einseitiger Sichtweise

Im Vergleich zu Polio haben die Masern als Infektionskrankheit eine ganz andere Bedeutung für Krankheit und Gesundheit. Wie wir gesehen haben, ist Polio im Grunde keine Infektionskrankheit, sondern vor allem das Ergebnis davon, wie landwirtschaftliche Gifte bestimmte Bereiche unseres Nervensystems angreifen. In der Konsequenz muss bzw. sollte die Sorge um Ansteckung und Herdenimmunität keinen großen Anteil der Poliodebatte ausmachen. Bei den Masern hingegen handelt es sich wahrscheinlich um *die* klassische hochakute Kinderkrankheit, die gegenwärtig fast hysterische Reaktionen nicht nur bei Verantwortlichen des Gesundheitswesens, sondern auch bei besorgten Eltern hervorruft. Treten wir zunächst einen Schritt zurück und schauen uns die Geschichte der Masern an, um vielleicht etwas aus dieser essenziellen Kinderkrankheit zu lernen.

Ich sage bewusst „essenzielle Kinderkrankheit“, denn als Rudolf Steiner die Stadien der kindlichen Entwicklung beschrieb, verwies er darauf, dass alle Kinder durch bestimmte akut entzündliche Krankheiten gehen müssen, um einen harmonischen und gesunden Körper auszubilden. In Steiners Kosmos besitzen alle Menschen vier unterschiedliche, wenn auch miteinander verwobene „Körper“, die jeder für sich zum richtigen Zeitpunkt „geboren“ (oder befreit) werden müssen. Diese Geburt oder Befreiung wird oft durch eine klassisch-akute Infektionskrankheit der Kindheit ermöglicht, die typischerweise von Fieber und Hautausschlägen begleitet ist. Indem es durch die Krankheit hindurchgeht und sie überwindet, erlangt das Kind sowohl die Kontrolle über seinen Körper als auch über sein einzigartiges Schicksal. Welches diese vier Körper sind und welche spezifische Kinderkrankheit zu ihrer Befreiung im Laufe der kindlichen Entwicklungsphase führen kann, zeigt folgende Übersicht:

Geburt des physischen/mineralischen Körpers – erstes Lebensjahr – Keuchhusten
Geburt des Wasserkörpers – gewöhnlich zwischen 4 und 7 Jahren – Masern
Geburt des Luftkörpers – gewöhnlich zwischen 10 und 14 Jahren – Scharlach
Geburt des Wärmekörpers – gewöhnlich zwischen 18 und 21 Jahren – Pfeiffersches Drüsenfieber

Unnötig zu erwähnen, dass heranwachsende Kinder noch vielen weiteren Akutinfektionen mit Fieber und Hautausschlag ausgesetzt sind. Pseudokrupp, Windpocken, Grind, Röteln und viele mehr können o. g. Krankheiten ersetzen und mit gebührendem Abstand zu den Altersstadien auftreten.

Die Erweckung der drei „höheren“ Körper (Wasser, Luft und Wärme) geht schrittweise vonstatten und ist ein individueller und variabler Lebensprozess, der sich bei jedem Kind anders manifestiert. Der wichtigste Punkt ist, dass Eltern und Ärzte ein gesundes Empfinden und Respekt für akute Entzündungsprozesse mit Fieber, Schleim und Ausschlägen entwickeln müssen, die zwar kontraproduktiv erscheinen, aber gesunde Übergangsstadien der kindlichen Entwicklung darstellen. Kinder, die man dazu ermuntert, sich durch diese Heilungskrise hindurchzuarbeiten, sind ungleich gesünder und resilienter als Kinder, bei denen diese Zustände mit Impfungen, Antibiotika und Entzündungshemmern unterdrückt werden.

Jeder Arzt weiß, dass Antibiotika im Notfall das Leben retten können, sie jedoch bekanntermaßen in der modernen Medizin sehr oft unnötigerweise verschrieben werden.

In diesem Kapitel werden wir beleuchten, wie die Masern dem Kind dabei helfen, die Meisterschaft über das überaus bedeutsame Wasserelement, den fluiden Anteil des Wesens, zu erlangen. Das ist von höchster Wichtigkeit für die zukünftige Gesundheit: Die Forschung hat gezeigt, dass Kinder, die im richtigen Alter erfolgreich die Masern überwinden (4 bis 7 Jahre), seltener an Herzerkrankungen, Arthritis, Allergien oder Autoimmunerkrankungen leiden und sich insgesamt besserer Gesundheit erfreuen als jene, die nie

Masern hatten.[75] Kinder müssen diese Anstrengung auf sich nehmen, um sich ihren Körper zu eigen zu machen, und die Masern sind ein notwendiges Hindernis auf diesem Weg.

Die Masern sind eine akut infektiös Erkrankung, die durch ein umwickeltes, einsträngiges RNS-Virus der Gattung *Paramyxoviridae* ausgelöst wird. Wenn man die Masern hat, ist man vier Tage lang vor und während des einsetzenden Hautausschlags hochansteckend. 90 Prozent aller Kinder, die nicht immun sind und in dieser Zeit Kontakt zum Kranken haben, werden sich anstecken. Die Übertragung findet über die Atemwege statt, der Erreger stammt dabei in der Regel von hustenden oder niesenden Kindern. Der Krankheitsverlauf ist von hohem Fieber, Husten, Ausschlag und Blutandrang sowie von den pathognomischen (krankheitstypischen) Koplik-Flecken an den Wangeninnenseiten geprägt. Mögliche Komplikationen sind eine Mittelohr- oder Lungenentzündung und sehr selten eine Enzephalitis (Gehirnentzündung). Man hat mitunter den Eindruck, das kranke Kind würde eimerweise dicken Schleim über die Lungen abhusten. Auch das Jucken kann sehr intensiv werden, bleibt jedoch in den meisten Fällen mild und erträglich.

Zur Geschichte der Masern gehört auch, dass sie von den europäischen Siedlern in die Neue Welt eingeschleppt wurden und große Teile der amerikanischen Ureinwohner ausrotteten. Da die Siedler eine Vielzahl ansteckender Krankheiten mit sich brachten, ist es schwer auszumachen, welche die verheerendsten waren – der erste Platz gebührt aber sicher den Windpocken, die Siedler sogar zur „biologischen Kriegsführung“ einsetzten. Historiker schätzen, dass

Infektionskrankheiten für den Tod von rund 20 Millionen Ureinwohnern verantwortlich waren, entsprechend 95 % der Gesamtpopulation.[76] Während diese Zahlen bei manchen als Argument für Impfungen gelten, ist genau die gegenteilige Schlussfolgerung korrekt: Ein Massensterben sollte uns als Warnung dafür dienen, was droht, wenn es nie zuvor zu einem Erregerkontakt gekommen ist – was ja genau das Ziel von Massenimpfprogrammen ist, die Krankheiten vollständig „ausrotten" wollen. Tatsächlich sind wir weit mehr auf der sicheren Seite, wenn wir von Zeit zu Zeit Erregern ausgesetzt sind. Und der spezifische Verlauf der Masernerkrankung kann uns noch mehr wertvolle Einsichten geben, warum die Ureinwohner Amerikas so empfänglich dafür waren und warum unsere aktuelle Impfpolitik so gefährlich ist.

Wie in Kapitel 3 beschrieben, agiert unser Immunsystem auf einer Doppelebene, der zellulären und humoralen Immunabwehr. Wenn wir mit einem Erreger Kontakt haben (in der Regel Viren oder Bakterien), dem wir nie zuvor ausgesetzt waren, dann dringt dieser in den Körper ein und nistet sich in Organe, zu denen eine Affinität besteht. Bei den Masern werden typischerweise die Epithelzellen der Atemwege besetzt. Es ist nun Aufgabe der zellulären Immunabwehr, die infizierten Zellen zu eliminieren. Dafür werden weiße Blutkörperchen, zytotoxische Zellen und Enzyme zur Hilfe gerufen, um die entsprechenden Zellen aufzulösen und mittels Liquefaktion zu mobilisieren und nach außen zu befördern. Daher kommt es bei Kindern mit Masern zu einer massiven Anhäufung an Schleim. Dieser zellvermittelte Reinigungsprozess nimmt 7 bis 12 Tage in Anspruch, danach ist man in der Regel über den Berg.

Im Laufe von 6 weiteren Wochen bildet nun das humorale Immunsystem die zur Proteinstruktur des Erregers passenden Antikörper aus. Die Funktion dieser Antikörper, die für jede virale Infektion spezifisch erzeugt werden, besteht darin, das Virus sofort zu markieren, sollte es wieder in den Körper gelangen. Das Markieren und Neutralisieren des Virus macht eine erneute Antwort der zellulären Immunabwehr überflüssig, sodass man in der Regel kein zweites Mal an dem Masernvirus erkrankt.

Im Laufe des ersten Lebensjahres ist das kindliche Immunsystem mitten in der Entwicklung und es besteht große Gefahr für Komplikationen durch die Masern. Da jedoch die meisten Mütter bis vor Kurzem noch die Masern in ihrer eigenen Kindheit durchmachten, tragen sie Antikörper in sich. Wenn die Mutter in den ersten drei Lebensjahren stillt, dann werden die Antikörper durch die Muttermilch mitgegeben und schützen das Kind. Das kennen wir als passive Immunität. Dadurch werden Kleinkinder so lange geschützt, bis sie alt genug sind, selbstständig eine Maserninfektion durchzumachen und dabei eigene Antikörper zu bilden. Diese schützen sie vor der Erkrankung im Erwachsenenalter, wo sie verheerende Auswirkungen haben kann. Diese natürlichen Schutzmechanismen waren so sicher, dass es noch bis 10 Jahre vor der Einführung der Impfung so gut wie nie zu ernsthaften Komplikationen kam (s. Abb. 10.1).

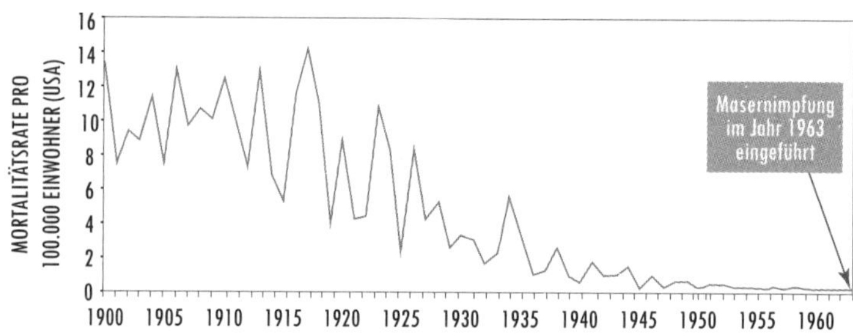


*Abb 10.1 Rückgang der Mortalität der Masern 1900–1963. Quelle: Physicians for Informed Consent, „Disease Information Statement, Measles: What Parents Need to Know", updated December 2017*

Warum waren dann aber die Masern so tödlich für die Ureinwohner Amerikas? Weil es in der gesamten Bevölkerung keinen vorherigen Erregerkontakt gegeben hatte und somit keine humorale Immunität bestand. Jeder war der Erkrankung schutzlos ausgeliefert, sowohl Babys und Kinder (stillende Mütter hatten keine Antikörper) als auch Erwachsene und ältere Menschen. Der Großteil der indigenen Bevölkerung, die an den Masern starben, war sehr jung oder sehr alt. Nach der ersten Welle war die erwachsene Bevölkerung geschützt und Babys erhielten passive Antikörper durch das Stillen – was die Masern zu einer vergleichbaren Kinderkrankheit wie in Europa machte und die hohe Sterberate bald zum Stillstand brachte.

Oft wird übersehen, dass 1963, zu der Zeit, als die Masernimpfung eingeführt wurde, die Krankheit schon gar keine Bedrohung mehr für die US-Bürger darstellte. Laut *Physicians for Informed Consent* (s. Abb. 10.1)[77] war die anteilige Mortalität bereits um 98,5 % gesunken (13,3 pro 100.000 Einwohner auf 0,2 pro 100.000), dank besserer Lebensbedingungen, Ernährung und medizinischer Versorgung. In den Jahrzehnten vor der Einführung der Impfung war es sogar üblich gewesen, dass Eltern sogenannte Masernpartys veranstalteten, um sicherzugehen, dass ihre Kinder sich anstecken würden. Ärzte wussten, dass die Einnahme einer guten Quelle von Vitamin A (Lebertran) die jungen Patienten ausreichend vor Komplikationen schützen würde. Und es galt als Allgemeinwissen, dass vor allem sehr junge und ältere Menschen gefährdet seien und daher zur richtigen Zeit mit den Erregern in Kontakt kommen müssten. Dann wurde jedoch, 10 Jahre nach der Polioimpfung, auch die Masernimpfung eingeführt und sollte unseren Umgang mit der Krankheit verändern.

Einige Jahre später wurde in einer medizinischen Fachzeitschrift eine für viele Ärzte und Kinderärzte überraschende Story veröffentlicht. Sie beschrieb den Fall eines Kindes, das ohne die genetische Veranlagung zur Produktion von Antikörpern, also ohne humorales Immunsystem geboren wurde. Da aber seine zelluläre Immunabwehr normal funktionierte, lief auch die Maserninfektion in der herkömmlichen Weise ab. Die Forscher sagten voraus, dass dieses Kind, weil es keine Antikörper bilden konnte, sich wieder und wieder mit den Masern anstecken würde. Auch wenn sie das Kind selbstredend nicht vorsätzlich einer Infektion aussetzen konnten, um ihre Hypothese zu stützen, so begleiteten sie dennoch dessen Entwicklung über viele Jahre. Zu ihrem Erstaunen steckte sich das Kind jedoch nie wieder an.[78] Es ist sicher im Bereich des Möglichen, dass niemals mehr ernsthafter Erregerkontakt stattfand, ich glaube jedoch, dass die bessere Erklärung mit unserer falschen Sicht auf das humorale Immunsystem zu tun hat. Tatsächlich ist es nämlich die zelluläre Immunabwehr, die die Hauptrolle beim Wiedererkennen und Verhindern von Infektionen spielt, und wenn es hart auf hart kommt, kann es in manchen Fällen sogar selbstständig für lebenslange Immunität sorgen.

Der Fall ist bedeutend, denn wenn Kinder geimpft werden – das heißt, wenn ein abgeschwächter Virenstamm in Kombination mit neurotoxischen Adjuvantien injiziert wird – dann gehen alle Vorteile der zellulären Immunabwehr verloren, während nur das humorale System reagiert.

Auch wenn uns Impfhersteller, Kinderärzte, Verantwortliche des Gesundheitswesens sowie Medien gerne versichern, dass Impfungen dieselbe Immunität bieten wie Infektionen, so provozieren Impfungen nicht nur eine sehr eingeschränkte zellvermittelte Immunantwort. Sie verleihen auch, z. B. bei den Masern, weder lebenslange Immunität noch dieselben immunologischen Vorteile wie das Überwinden der Krankheit.

Fünfzehn Jahre, nachdem das Massenimpfprogramm auf den Weg gebracht wurde, begannen junge Erwachsene sich erneut mit Masern zu infizieren. Da die impfvermittelte Immunität nicht ein Leben lang anhält und die Antikörper nicht mitgetragen werden, sind Erwachsene und ältere Menschen erneut empfänglich. Auch stillende Mütter haben nun keine Antikörper, die sie ihren Kindern weitergeben können. Die Impfungen mussten (und müssen auch in Zukunft) aufgefrischt werden, auch wenn es keine Hinweise darauf gibt, dass eine Auffrischung dauerhafte Immunität verleiht. Die Masernimpfung hat uns, immunologisch gesprochen, auf den Stand der Ureinwohner Amerikas vor der Ankunft der Europäer gesetzt, da auch bei uns sehr junge und sehr alte Menschen nun hochgradig empfänglich für verheerende Krankheitsverläufe sind.

Es ist kein Wunder, dass man im Gesundheitswesen große Angst vor einer Masernepidemie hat, da man über keine geeigneten Werkzeuge zum Schutz der ganz Jungen und ganz Alten verfügt. Stillende Mütter können an ihre Kinder keine passiven Antikörper weitergeben, und ab dem Erwachsenenalter ist eine Wiederholungsimpfung aufgrund möglicher Komplikationen zu gefährlich. Wir sind unnötigerweise in eine prekäre Lage geraten, da wir unbedingt kontrollierend eingreifen mussten, als die Bevölkerung das von den Masern ausgehende Risiko bereits selbstständig neutralisiert hatte.

Das Nephrotische Syndrom ist eine relativ seltene Autoimmunerkrankung, bei der ein Organismus aus unbekannten Gründen Antikörper gegen die eigenen Nieren bildet. Diese Antikörper führen zu einer Entzündung der Basalmembran der Nieren, die in der Folge zu viel Eiweiß über den Urin ausscheiden. Der Proteingehalt im Blut und in den Zellen sinkt, sodass die Zellen nicht mehr die adäquate Struktur im Inneren aufrechterhalten können und flüssiges Material (Zytoplasma und „totes“ Wasser) sowie Ödeme ansammeln. Wenn vor der Einführung der Masernimpfung ein Kind am Nephrotischen Syndrom litt, dann konnte dies oft durch die Masern dauerhaft geheilt werden. Autoimmunerkrankungen sind zum Großteil durch ein unterdrücktes zelluläres Immunsystem und eine überstimulierte humorale Immunantwort begründet; das Nephrotische Syndrom ist dafür ein klassisches Beispiel und es stellt zudem eine Störung in der dem kindlichen Organismus eigenen Wasserstruktur dar. Eine Maserninfektion kann beides heilen.

Eine Akutinfektion wie die Masern fordert die zelluläre Immunabwehr zur Höchstleistung heraus. Durch deren Aktivierung wird das Gleichgewicht zwischen den beiden Formen der Immunantwort hergestellt. Zudem tragen die Masern gemäß Steiner dazu bei, dass ein Kind seinen Wasserkörper bzw. seinen Umgang mit dem fluiden Körper unter Kontrolle bringt. Diese Fähigkeit ist beim Nephrotischen Syndrom beeinträchtigt und eine natürliche Maserninfektion schafft hier Abhilfe. So war es nur natürlich, dass die Masernimpfung Patienten mit Nephrotischem Syndrom mit der Erwartung verabreicht wurde, diese würde durch eine identische Immunantwort die Nierenschwäche kurieren. Aber nichts dergleichen geschah: Die Impfung brachte betroffenen Kindern nicht die erhoffte Schutzwirkung. Nicht ohne die Akutinfektion, ohne Aktivierung der zellulären Immunabwehr und ohne die Anstrengung, die das Immunsystem leisten muss, um die Krankheit zu überwinden. Eine Impfung kann niemals gleichwertige Immunität verleihen wie eine aus eigener Kraft überwundene Akuterkrankung.

Auch wenn die Masern verheerend wirken können, sind sie doch nicht länger eine Bedrohung, sobald sich natürliche Immunität unter der Bevölkerung breitmacht. Selbst die Statistiken der Gesundheitsämter über Maserninfektionen in den USA zeigen das. Heutzutage erlauben wir unseren Kindern jedoch nur noch selten, diesen Akutzustand zu überwinden, sich lebenslange Immunität zu sichern und ggf. ein (chronisches) Nephrotisches Syndrom auszuheilen, sondern injizieren ihnen lieber Nervengifte, die ihre Immunantwort einschränken. Wie wir gesehen haben, warten nach überwundener Erkrankung die Neustrukturierung und Kontrolle des Wasserhaushalts im Körper. Vom medizinischen Standpunkt besteht keine Notwendigkeit, dass man die Fähigkeit zur Strukturierung des Zellwassers ausbildet. Wenn aber die Entwicklung dieser Fähigkeit versagt wird, können schlimmere Krankheiten entstehen. Dieser Kuhhandel, den wir bei den Masern eingehen – eine vorübergehende, schutzbringende Akutinfektion gegen spätere chronische Krankheiten einzutauschen – ist leider exemplarisch für die Geschichte der Kinderheilkunde der letzten 40 Jahre.

# TEIL 3

# Behandlung und Genesung

# Kapitel 11

# Das Autoimmunprotokoll für die Behandlung von Kindern und Erwachsenen

Die Behandlung jeder Krankheit muss direkt aus dem Verständnis erwachsen, wie die Krankheit im Körper entstanden ist. Wenn unser Verständnis von der Wurzel oder den Ursachen ungenügend ist, dann wird es die Behandlung auch sein. Wenn wir hingegen die Wurzel eindeutig verstehen, dann sind wir viel eher in der Lage, erfolgreich oder gar kurativ zu behandeln. Es gibt viele Wege, Heilkunde zu praktizieren, und eine solche charakterisiert sich vor allem dadurch, mit welcher Effizienz Ursachen untersucht und aufgeklärt werden. Unser Land scheint jedoch momentan fest im Griff einer extrem profitgetriebenen konventionellen Medizin zu sein.

Manchmal liegt die Wurzel einer Krankheit oder eines körperlichen Zustands jedoch nicht im Körper selbst, sondern im sozialen, kulturellen oder wirtschaftlichen Umfeld, in dem der Patient lebt. Wenn wir verstehen wollen, warum ein Delfin krank ist, dann könnten wir die Qualität des ihn umgebenden Wassers untersuchen. Ein befreundeter Tiermediziner erklärte mir kürzlich, dass Kühe, die auf Weiden mit hohem Trockenmasseanteil weiden („*High brix gardening*"), niemals krank werden. Jedes Lebewesen ist eine komplexe Summe vieler Faktoren, die wir allzu oft auf die Begriffe *Genetik* und *Umwelt* reduzieren.

Ein starker Vitamin-A-Mangel wird zu den möglichen Spätfolgen nach einer Maserninfektion gezählt. Wenn der Nahrung Vitamin A fehlt, ist dies aber auch ein Zeichen für Armut bzw. für eine Zwangsumsiedelung, die mit Verlust der traditionellen Lebensweise einhergeht. Freilich könnte man Spätfolgen a priori verhindern, indem man Kindern die Masernimpfung verpasst, aber das ist sehr kurzsichtig. Impfen mag die Mortalitätsrate beeinflussen, sodass die Impfung oberflächlich betrachtet vorteilhaft erscheint, aber es verschafft Kindern, die in extremer Armut leben, keine bessere Gesundheit. Im Gegenteil, es verschleiert die Ursachen und lässt Ärzte zu Unrecht behaupten, sie würden das Leben von Kindern retten. Dieser Ansatz dient vor allem dem Anerkennungsbedürfnis der Erwachsenen und nicht den konkreten körperlichen Bedürfnissen von Kindern.

Im Jahr 1981 wurde eine Studie in einer urbanen Umgebung von Guinea-Bissau durchgeführt, bei der zum Gesundheitscheck nach drei Monaten Kindern im Alter von 3 bis 5 Monaten die DTP-Impfung (Diphtherie, Tetanus, Keuchhusten) und die OPV-Impfung (Orale Polio-Vakzine) gegeben wurden. Forscher fanden heraus, dass unter den Kindern, die DTP erhalten hatten, eine geringere Mortalität gegenüber diesen drei Krankheiten, aber eine erhöhte Mortalität bei abweichender Ätiologie bestand.[79] Dies war eine bahnbrechende Studie, die der gesamten Ärzteschaft und Pharmaindustrie als Weckruf hätte dienen sollen. Es wäre möglich gewesen, Impfungen systematisch unter die Lupe zu nehmen, aber man machte sich nicht einmal die Mühe, die Studie wenigstens kritisch zu diskutieren, sondern ignorierte sie einfach vollständig.

Um einem Vitamin-A-Mangel vorzubeugen, stellt man am besten sicher, dass die Ernährung ausreichend tierische Fette von weidegefütterten Tieren oder von Seefischen enthält. Vitamin A ist die umgewandelte Form von Betacarotin, das in vielen farbigen Gemüsepflanzen wie Karotten oder Winterkürbis zu finden ist; damit es aber effizient Vitamin-A-Moleküle bilden kann, muss es enzymatisch aufgespalten werden. Diese aktive Form des Vitamin A, das bei einer Reihe von Virusinfektionen wirksam ist, findet sich reichlich in Butter und Eigelb von weidegefütterten Tieren, Wildfisch und ähnlichen naturbelassenen Tierprodukten. Bis zum Alter von 12 Jahren haben Kinder weniger Enzyme, die zur Aufspaltung benötigt werden. Daher ist es so wichtig, besonders im Hinblick auf die Vorbeugung von Infektionen, dass sie genügend Vitamin A aus o. g. Quellen zu sich nehmen. Als Notlösung, wie er auch über Jahrhunderte genutzt wurde, kann Lebertran dienen, der ebenfalls reich an Vitamin A ist.

Negative Folgen einer Maserninfektion lassen sich auf soziale, kulturelle oder ernährungstechnische Ursachen zurückführen. Da diese nicht so einfach zu bewältigen sind, ist es einfacher, einen Impfstoff herzustellen. Wir müssen uns aber mit den Ursachen beschäftigen, wenn wir wirklich positiven Einfluss auf das Leben von betroffenen Kindern nehmen wollen.

Wenn es zu Autoimmunerkrankungen kommt, dann sind die Ursachen mitunter vielschichtig und außerhalb der Kontrolle des Einzelnen, wie z. B. die Belastung durch Glyphosat. Medizin muss aber realisierbar bleiben: Wir sollten sicherlich dafür kämpfen, dass Glyphosat von unserem Planeten verschwindet, müssen aber gleichzeitig auch Behandlungen für jene anbieten, die bereits an der Belastung leiden. Oder anders gesagt: Die Heilkunde muss sich um das Wasser kümmern, in dem der Delfin schwimmt, gleichzeitig aber dem kranken Delfin individuell helfen.

Bevor wir uns nun einen Überblick über die Schritte verschaffen, die uns aus der Misere der Autoimmunerkrankungen führen können, lassen Sie uns zunächst zu den Ursachen zurückgehen, die im Darm mit der Zerstörung der Flora und der Darmwand beginnen. Die meisten Amerikaner haben ein beeinträchtigtes Mikrobiom aufgrund der Omnipräsenz von Antibiotika in unserer Nahrung, nährstoffarmer Lebensmittel aus nährstoffarmen Böden, Kaiserschnittgeburt, Säuglingsersatznahrung und anderen Faktoren, die entweder die Darmflora verarmen oder gar nicht erst entstehen lassen. Impfungen stören ebenfalls die Darmflora und enthalten Zusatzstoffe (s. Anhang B) wie Glyphosat, die die Darmwand durchlässiger machen. Zudem verschieben sie die Immunantwort in die humorale Richtung, die überwiegend auf der Produktion von Antikörpern beruht.

Wenn das Mikrobiom geschädigt und die Darmwand durchlässig wird, können große Moleküle in den Blutstrom eindringen, wo sie nicht hingehören. Das provoziert eine Antikörperreaktion, sodass sich das System noch weiter in den humoralen Bereich verschiebt. Das nun aus dem Gleichgewicht geratene Immunsystem produziert überschießende Entzündungsreaktionen, die sich gegen das eigene Gewebe richten. Diese sogenannte Kreuzreaktion ist der erste Schritt in einen dysfunktionalen Zustand. Wenn sich die Entzündungen gegen das Lungengewebe richten, erscheinen Asthmasymptome. Werden die Gelenke angegriffen, beginnt eine rheumatoide Arthritis.

Derartige übermäßige Entzündungsreaktionen beinhalten nicht nur eine erhöhte Antikörperantwort, sondern auch eine zunehmende Zerstörung von Gewebe, das der zellulären Immunabwehr untersteht. Dieser Zellverlust ist der Versuch des Körpers, die Toxine und Antigene auszuleiten, die in Blut, Gewebe und Zellen übergetreten sind. Die Toxine greifen störend in den Wasserhaushalt ein, sodass gesundes Zytoplasma nicht mehr gebildet wird, das die Grundlage aller Zellfunktionen ist. Eine Zelle, die in ihrer Gelstruktur gelöstes Quecksilber einlagern muss, ist eine deformierte Zelle, die kaum noch ihre Aufgabe erfüllen kann. Der Körper greift nun auf das zelluläre Immunsystem zurück, um das Gel in Begleitung eines Fiebers aufzulösen, was wir als Entgiftungsreaktion auf das Quecksilber verstehen. Die Folge dieser zellvermittelten Mobilisierung ist jedoch ein Schaden an den beteiligten Zellen.

Diese Prozesse verschärfen sich zunehmend und werden chronisch, da jeder Zellverlust auch die zum jeweiligen Gewebe passenden Antigene ins Blut entlässt – zum Beispiel Antigene von Knorpelgewebe im Fall einer rheumatoiden Arthritis. Diese Antigene verursachen die weitere Bildung von Antikörpern, die das Blut wieder freimachen sollen, und so setzt sich der Kreislauf fort.

Es gibt eine Behandlungsform, die wieder für ein gesünderes Gleichgewicht sorgen könnte. Diese möchte ich anhand der Geschichte einiger Patienten veranschaulichen, die das Protokoll verfolgt haben und in eigenen Worten davon berichten. Ich hatte schon immer das Gefühl, dass es besser wäre, zunächst einem Patienten zuzuhören, der eine ähnliche Situation gemeistert hat, bevor man selbst handelt. Ein leidender Mensch weiß in der Regel, was gut für ihn ist, wie viel Zeit er für die Heilung einplanen sollte und welche Hindernisse sich ihm in den Weg stellen können.

Die Patienten aus den Beispielen sind Erwachsene, aber ich habe ebenfalls niedrig dosiertes Naltrexon (LDN) 18 Monate alten Kleinkindern sowie *Restore* weiteren jungen Kindern verabreicht, beides mit guten Ergebnissen. Das Wichtigste ist, dass jeder, der einen – wenn auch nur vermuteten – Impfschaden oder eine Störung des Immunsystems davongetragen hat, von einem Heilkundigen betreut und versorgt wird, der sich mit immunassoziierten Krankheitsbildern und deren Behandlung gut auskennt. Das gilt besonders für sehr kleine Kinder, die nicht nur einen Autoimmunexperten benötigen, sondern ebenso eine persönliche und individuelle Betreuung.

**Patient 1**

Ich litt seit vielen Jahren unter einer schwerwiegenden und degenerativen Form von *Pemphigus vulgaris* (im Volksmund Blasensucht). Diese Autoimmunerkrankung greift die Haut und Schleimhäute an. Ich hatte große, schmerzhafte Blasen fast am gesamten Körper – sogar im Mund- und Rachenraum – sowie große offene Wunden. Meine Haut sah schrecklich aus und war sehr rau. Beim geringsten Druck entstanden neue Blasen auf der Haut. Ich konnte bald nicht mehr laufen und wurde bettlägerig und schwach. Mitunter fühlte ich mich schon dem Tod sehr nah. Ich wollte keine konventionelle Behandlung, um mein Immunsystem nicht weiter zu schwächen. Schulmediziner sind ja sowieso davon überzeugt, die Krankheit wäre unheilbar, was ich aber schlichtweg nicht glauben konnte.

Ich bin Wissenschaftler und las alles, was ich finden konnte, auf der Suche nach alternativen Behandlungen. Aber nichts von dem, was ich ausprobierte, zeigte Erfolg. Ich ging zu zwei sehr angesehenen „naturheilkundlichen" Ärzten, die mich mit Nährstoffen und Diätregeln behandelten, aber es war nur Zeitverschwendung und ich erlebte keinen Fortschritt. Dann stolperte ich über die Arbeiten von Dr. Price, die mich ungemein fesselten und schließlich zu Dr. Cowan führten. Als ich das erste Mal mit ihm sprach, flößte mir seine Art, sich der Krankheit zu nähern, sofort Vertrauen ein. Er setzte mich zunächst auf die GAPS-Diät und wir probierten einiges aus, um mein Immunsystem zu stärken, unter anderem niedrig dosiertes Naltrexon. Ich nehme Naltrexon nun schon eine ganze Weile ein und ich glaube, es hat entscheidend dazu beigetragen, den Ausbruch neuer Blasen und Wunden zu stoppen. Momentan nehme ich zusätzlich noch Kolostrum und noch einige weitere Nahrungsergänzungen ein.

Ich habe aktuell keinen *Pemphigus vulgaris* mehr. Ich habe keine Blasen mehr am Körper, und meine Haut und alle offenen Wunden sind abgeheilt. Die Heilung begann kopfabwärts und vom Kopf bis zu den Knien ist die Haut wieder normal. Von dort geht es aber weiter und ich bin überzeugt, dass auch der gesamte Unterkörper bald gesund sein wird. Mein Energielevel ist wunderbar. Ich trainiere und arbeite mit einem Physiotherapeuten und gehe davon aus, wieder laufen zu können. Ich bin Dr. Cowan sehr dankbar und glaube, dass ein wahres Wunder geschehen ist, wenn man bedenkt, in was für einer Verfassung ich noch kürzlich war und dass meine Krankheit vermeintlich unheilbar ist.

### Patient 2

Es ist der erste Tag im Jahr 2009 und ich bin seit Kurzem 39 Jahre alt. Ich bin glücklich, da mein Ehemann Rick und ich endlich in einer Lebensphase angekommen sind, in der wir an ein Kind denken können. Ich wünsche mir das sehr und stelle mir sogar vor, innerhalb der nächsten Monate schwanger zu werden.

Wir besuchen unsere Familie im Norden, und als ich im Haus meiner Cousine eingeladen bin, darf ich den neuen Whirlpool ausprobieren. Der Besuch ist schön, aber in der Nacht kann ich kein Auge zutun. Offensichtlich haben mir die chemischen Badezusätze zugesetzt, ich fühle mich wie unter Drogen. Noch weiß ich nichts davon, dass dies nur ein Vorbote für weitaus schwierigere Zeiten sein soll.

Bald darauf wird chronische Schlaflosigkeit zum Regelfall. Meistens kann ich zwischen 22 Uhr und Mitternacht schlafen, liege dann aber 4 oder 5 Stunden bis morgens wach und kann dann erst wieder einschlafen, bis es Zeit ist, aufzustehen und zur Arbeit zu gehen.

Aus dem seltenen Schlaf erwache ich oft so schweißgebadet, dass die Bettlaken völlig durchnässt sind. Kündigen sich meine Wechseljahre schon so vorzeitig an? Der Gedanke macht mich fertig, denn ich möchte doch unbedingt ein Kind bekommen. Aber anstatt mir einzugestehen, dass etwas schiefläuft, ignoriere ich das Problem einfach. Nicht gerade sehr klug, aber das passt irgendwie zu mir. Während ich nachts wach liege habe ich heftiges Herzklopfen. Ich denke mir, wenn mich jetzt jemand beobachten würde, dann könnte er meinen Herzschlag förmlich sehen.

Weitere Symptome folgen. Muskel- und Gelenkschmerzen, extreme Müdigkeit tagsüber, dauerhaft Übelkeit, Unruhe und Angst. Ich bin auch ziemlich abgemagert, auch wenn ich genauso viel esse wie mein Mann, der 25 Kilo mehr wiegt als ich. Bildlich gesprochen fühlt es sich in dieser Zeit so an, als würde innerlich ein Motor ständig aufheulen, dessen Ausschalter kaputt ist.

Ich fühle mich hundsmiserabel und die Leugnung meines Zustandes aufrechtzuerhalten, kostet viel Kraft und Erfindungsgeist. Tatsächlich geht es mir aber so schlecht, dass mir dafür bald die Energie ausgeht (Gott sei Dank!) und so mache ich einen Termin bei meiner Hausärztin in der Hoffnung auf Lösungen. Sie sagt, dass alles in Ordnung sei; die Testergebnisse und Hormonwerte seien normal. Sie kann sich meinen Zustand nicht erklären, sagt aber, dass dieser eine Schwangerschaft nicht gefährden würde. Ich bin entsetzt und verwirrt. Aber auch erleichtert. Vielleicht ist ja alles gar nicht so schlimm, wie ich dachte? Tatsächlich half mir die Ärztin nur dabei, meine Verleugnung weiter zu zementieren, vielen Dank auch! Als gute Vorsätze für das neue Jahr plane ich, meine Ernährung zu optimieren, ein neues Fitnessprogramm zu starten und ein paar Kräuter auszuprobieren. Vielleicht muss ich ja nur meinen Lifestyle etwas umkrempeln, dann wird das schon klappen mit dem Baby. Pustekuchen! Da mein Zustand sich weiter verschlechtert und ich auch nach Monaten noch nicht schwanger bin, schwindet mir zunehmend der Mut.

2010. Seit einem Jahr versuchen wir, dass ich schwanger werde. An manchem Tag bin ich so erschöpft, dass ich kaum noch funktioniere. (Ich frage mich, wie ich in diesem Zustand überhaupt ans Muttersein denken kann! Mein körperliches Leiden hat offensichtlich bereits meinen Verstand beeinträchtigt.) Als ich eines Nachts wieder wach liege, schlaflos, hellwach, überreizt, beginne ich, gegen die Wand zu treten und unkontrolliert zu jammern. Ich fühle mich so einsam, ängstlich und verzweifelt. Ich glaube, wenn ich nicht bald schlafen kann, werde ich noch meinen Verstand verlieren.

Rick und ich machen einen Termin bei einer Funktionellen Heilpraktikerin, die zugleich auch Akupunktur anbietet. Sie macht dieselben Tests wie meine Hausärztin vor ein paar Monaten und klärt mich darüber auf, dass eine Autoimmunerkrankung der Schilddrüse vorliegt. Mit diesen Ergebnissen und der Diagnose gehe ich zu meiner Hausärztin, die aber skeptisch reagiert und meint, dass die Ergebnisse nicht auf diese Erkrankung hindeuten würden. Ich zeige auf die gnadenlos überhöhten Schilddrüsenantikörper, aber sie besteht auf ihrer Meinung. Sie ist offensichtlich nicht sehr angetan davon, dass eine Akupunkteurin mehr als eine Ärztin zu wissen glaubt. Ich bitte um eine Überweisung zur Endokrinologie, die sie mir unwillig ausstellt.

Die Endokrinologin sagt mir, dass ich an Morbus Basedow leide. Das ist nicht nur eine Autoimmunerkrankung der Schilddrüse, sondern sogar eine tödliche Krankheit. Die Fachärztin sagt, ich könne die Schilddrüse entweder radioaktiv entfernen lassen oder eine suppressive und toxische Hormonbehandlung durchführen. Ihre Worte verhallen irgendwo in der Praxis, denn ich kann sie nicht an mich heranlassen. Alles in mir schreit: Nein, zum Teufel, nein! Die Ärztin muss zugeben, dass keine der beiden Optionen einer Schwangerschaft zuträglich wären. Ich bin unter Schock und gehe raus in den Flur, um zu weinen.

Im Mai 2010 schlägt mir mein Ehemann einen Besuch bei Dr. Cowan vor, der bekanntermaßen mit LDN arbeitet. Es scheint mir einen Versuch wert zu sein.

Dr. Cowan sagt mir, dass die Erfolge mit LDN bei Morbus Basedow sehr schwanken würden. In Irland würde man damit jedoch Unfruchtbarkeit behandeln. Er schlägt mir vor, zusätzlich mit einer GAPS-Diät zu beginnen, was ich bereits früher getan habe. Ich starte die Diät unverzüglich. Außerdem Akupunktur und Heilkräuter. Als das Naltrexon eintrifft, möchte ich sofort damit anfangen. Dr. Cowan rät mir, zunächst die halbe Dosis zu nehmen und auch nur morgens, da es bei manchen Patienten den Schlaf stört, was sowieso schon mein Problem ist. Voller Hoffnung nehme ich meine erste halbe Kapsel. Am nächsten Tag fühle ich mich wie ein anderer Mensch, das können Sie mir glauben.

Innerhalb einiger Monate, während der ich mich wieder nach GAPS ernähre und LDN einnehme, verschwinden meine Symptome vollständig. Diese Wende erscheint mir wie ein Wunder. Die ersten zwei Wochen hatte ich oft Kopfschmerzen und meine Träume waren wild und abgedreht. Nach zwei Wochen beruhigt sich jedoch alles und ich kann wieder schlafen. Das nächtliche Schwitzen lässt nach und meine Kraft kehrt zurück. Die ständigen Schmerzen und die Übelkeit verschwinden. Das Herzrasen beruhigt sich, tritt aber in seltener werdenden Abständen immer noch auf. Die Endokrinologin ist etwas geschockt, dass sich mein Zustand ohne konventionelle Therapie so grundlegend verbessert hat. Sie hätte so etwas noch nie erlebt. Meine Schilddrüsenwerte sind nun genau so, wie sie ihrer Meinung nach sein sollten. Sie ist sicherlich zufrieden und rät mir, alles genauso weiterzumachen wie bisher, trotzdem frage ich mich immer mal wieder, warum sie nicht mehr darüber erfahren wollte.

Im November 2010 erfahre ich mit großer Aufregung, dass ich schwanger bin! Im Dezember werde ich 40 und ich bin so glücklich, dass ich diesen Tag gesund und schwanger begehen kann. Dr. Cowan riet mir, dass ich während einer Schwangerschaft eventuell auf LDN verzichten solle. Ich fürchte mich, es abzusetzen. Über die Ärzte, die es in Irland für Fruchtbarkeit einsetzen, habe ich gelesen, dass sie nur einen Unterschied bei Frauen bemerken, die es auch in der Schwangerschaft nehmen: Sie wirken gesünder! Also nehme ich es mit Dr. Cowans Unterstützung weiterhin ein und fühle mich großartig. Meine Schilddrüsenwerte bleiben konstant auf dem richtigen Level.

Neun Monate später bringe ich als Hausgeburt ein gesundes, widerstandsfähiges, 4000 g schweres Baby zur Welt. Ich habe reichlich Milch zu geben und stille das Kind drei Jahre lang. Sechs Jahre später nehme ich immer noch LDN und verfolge eine Variante der GAPS-Diät, die ich nicht mehr als Diät, sondern als Routine betrachte. Ich bin symptomfrei, auch wenn Symptome immer dann zurückkehren, wenn ich Brot und Süßigkeiten esse. Ich bin unendlich dankbar für die wiedererlangte Gesundheit und für mein gesundes Kind, das ich liebe.

## Die Therapie

### I. *Die Cowan-Autoimmundiät bzw. GAPS-Diät*

Die beiden Patienten aus den Beispielen befolgten eine strikte GAPS-Diät, die ein wichtiger Baustein für die Heilung von Autoimmunerkrankungen ist. Die Cowan-Autoimmundiät wie in Kapitel 12 beschrieben ist eine Variante der herkömmlichen GAPS-Diät. In beiden Fällen ist das Ziel, die Störungen der Darmflora und der Darmwand auszugleichen. Varianten davon gibt es seit den 1940er- Jahren, um Heilungsblockaden des GIT besser überwinden zu können.

Die GAPS-Diät ist reich an Nährstoffen, die an die Darmwand andocken und dort Disaccharidase produzieren, deren Funktion die Aufspaltung von Disacchariden (Stärke) ist. Wenn die Darmflora aus dem Takt geraten ist, dann haben die Mikrovilli – die kleinen haarförmigen Auswüchse im Dünndarm – ihre Spitzen eingebüßt. Damit geht einher, dass Disaccharidase schlechter synthetisiert und daher Stärke schwieriger aufgespalten und verdaut wird.

Wenn man weiterhin stärkereiche Produkte wie Getreide, Bohnen oder Kartoffeln isst, dann verbleiben unvollständig verdaute Nahrungsmittel im Magen-Darm-Trakt, wo sie Pilzen und anderen Pathogenen, die normalerweise nur sehr geringe Populationen aufweisen, als Nahrung dienen. Das schwächt das Mikrobiom zusätzlich, Darmwand und Mikrovilli werden stärker angegriffen, Disaccharidase noch schwieriger produziert und Stärke kaum noch verdaut.

Dieser Teufelskreis kann nur durchbrochen werden, wenn Disaccharide komplett aus der Ernährung verbannt, Toxine wie Glyphosat vermieden und ein Ernährungsplan aufgestellt wird, der ein gesundes, vielfältiges Mikrobiom wiederherstellt.

In der Cowan-Autoimmundiät werden Stärkeprodukte im ersten halben Jahr bzw. bei Bedarf noch darüber hinaus vollständig gemieden. Zugleich wird die Darmflora durch gesunde Fette, eine große Vielfalt an Gemüse (u. a. täglich

Lauch) und die tägliche Zufuhr milchsauer-fermentierter Nahrung aus dem Pflanzenreich (Sauerkraut) und aus dem Tierreich (24-Stunden-Joghurt, Kefir) genährt. Es gibt viele gute Quellen, um etwas über milchsaure Fermentation zu lernen. Dazu zählen Sandor Katz: *Die Kunst des Fermentierens*, Natasha Campbell-McBride: GAPS – *Gut and Psychology Syndrome* und Sally Fallon Morell/Mary Enig: *Das Vermächtnis unserer Nahrung*.

Die Darmgesundheit wird zudem von einer täglichen gelatinehaltigen Knochenbrühe unterstützt. Gelatine ist sehr reich an Aminosäuren, die den Darmzellen als Treibstoff dienen, und gilt seit jeher als das beste Lebensmittel für eine Darmsanierung. Hühnerbrühe ist das traditionelle Heilmittel für Entzündungen des GIT. Für die Knochenbrühe können alle Quellen herangezogen werden, solange die Knorpel und Knochen von Grasland-Weide-Tieren stammen und im Gegensatz zu konventionellen Tierprodukten frei von Glyphosat sind.

Seine Ernährung auf gesunden Fetten aufzubauen wie Butter, Ghee, Speck, kalt gepressten Bio-Ölen aus Kokosnuss und Oliven, Eiern und Fleisch von Weidetieren, wild gefangenem Fisch, diversen Gemüsesorten sowie einer Mindestmenge an Früchten, Samen und Nüssen ist die Essenz der Autoimmundiät. Halten Sie sich zudem für sechs Monate an das Stärkeverbot und Sie werden als Patient sehr bald einen Wiederaufbau der Darmflora sowie bessere Gesundheit erfahren.

**II. *Niedrig dosiertes Naltrexon (LDN)***
Ich verschreibe kaum konventionelle Medikamente, mit Ausnahme eines bemerkenswerten Mittels namens LDN (low dose naltrexone, dt.: niedrig dosiertes Naltrexon), das ich seit 20 Jahren regelmäßig einsetze. Die Vorteile dieser Medikation werden von keiner anderen mir bekannten Therapieform erreicht.

Naltrexon wurde zum ersten Mal in den 1960er-Jahren synthetisch hergestellt, als man nach einem Antidot für eine Heroin-Überdosis forschte, die bei Soldaten aus dem Vietnamkrieg gang und gäbe war. Naltrexon ist ein Opiatrezeptor-Antagonist, was bedeutet, dass es Opiate durch Blockierung der Rezeptoren hemmt, und ist vorrangig im Gehirn, Verdauungstrakt und der Wirbelsäule zu finden. Es wirkt zudem als leichter „Agonist" – das heißt, die Wirkung von Opiaten blockiert es, ohne selbst opiatähnliche Effekte zu erzeugen, im Gegensatz zu Methadon. Im Laufe der Zeit wurde Naltrexon, das unter dem Handelsnamen Narcan verkauft wird, zum Mittel der Wahl bei Heroin-Überdosierung. Dadurch hat es erfolgreich unzähligen Menschen das Leben gerettet und erfüllt diesen Zweck auch weiterhin.

In den 1970er- und 1980er-Jahren begannen Ärzte und Forscher, Naltrexon nicht nur im Hinblick auf akute Überdosierungen, sondern auch für die Behandlung von Opium- und Alkoholsucht zu erforschen. Man verabreichte in der Regel 50 mg täglich, wodurch der psychoaktive Effekt der Opiate (der „High"-Zustand) großteils blockiert wird. Zunächst sah dies nach einer vielversprechenden Behandlungsmethode aus. Sie scheiterte jedoch als Suchttherapie, da die

Patienten sich nach der Einnahme so elend fühlten, dass sie Naltrexon nicht weiter nehmen wollten.

Das hätte bereits das Ende von Naltrexon sein können, wenn sich nicht einige Forscher gefragt hätten, warum es den betroffenen Suchtabhängigen durch die Gaben so schlecht ging. Diese Fragen führten zur Entdeckung und dem tieferen Verständnis der Endorphine, die nichts anderes als *endogen* (also innerlich) hergestellte Opiate sind. Heroin und andere Opiate wirken nicht deshalb, weil wir über Opiatrezeptoren, sondern weil wir über angeborene Endorphinrezeptoren verfügen, die von Opiaten mitgenutzt werden. Endorphinrezeptoren gehören nämlich zu den meistverbreiteten Rezeptoren im menschlichen Körper, die vorrangig im Nervensystem und den Zellen des Immunsystems angesiedelt sind. Sie sind lebensnotwendig für unser Nerven- und Immunsystem und für unser Gefühlsleben. Wenn man ihre Wirkung durch Rezeptorhemmung aufhebt – wie es mit einer Tagesdosis von 50 mg möglich ist –, dann sind Störungen des Nervensystems, des Immunsystems und der Emotionen vorprogrammiert.

Es hätte also nicht gut für LDN ausgesehen, wenn es nicht einen New Yorker Arzt namens Bernard Bihari gegeben hätte, der feststellte, dass die meisten seiner stark immungeschwächten Patienten (einschließlich der AIDS- und Krebskranken) zugleich heroin- oder opiumabhängig waren. Er fragte sich, ob die Ursache ihrer Immunschwäche darin lag, dass die körpereigenen Endorphine durch von außen zugeführte Opiate, in der Regel Heroin, ersetzt worden waren. Er begann darüber zu forschen, inwieweit eine Anhebung des

Endorphinspiegels bei diesen immunschwachen Patienten möglich sei.

Nach Jahren des Experimentierens entdeckte Bihari, dass eine kleine Dosis Naltrexon direkt vor dem Zubettgehen bei seinen Patienten eine enorme Verbesserung der Immunfunktion und des Allgemeinzustands bewirkte. *The LDN Book* von Linda Elsegood berichtet im Detail davon, wie die Gabe von niedrig dosiertem Naltrexon den Endorphinspiegel im Blut anhebt, das Immunsystem stärkt, Antikörperwerte absenkt und sogar eine Reihe von Autoimmunerkrankungen heilen kann.

Dieser Griff in die pharmazeutische Trickkiste ist sehr wirksam. Genau wie bei hohen Dosen von Naltrexon werden nämlich auch hier die Opiatrezeptoren blockiert, mit dem Unterschied, dass LDN nur wenige Stunden während der Schlafenszeiten wirkt. Der Körper versucht, diese Blockierung der Rezeptoren zu überwinden, indem er mehr Endorphine produziert. Wenn der Patient erwacht, hat er mehr Endorphine im Blut, was gleichbedeutend mit mehr Energie und Wohlbefinden ist – ähnlich wie man sich nach Ausdauersport, Akupunktur oder Schokolade fühlt.

Noch wichtiger für unser Thema ist jedoch, dass nicht nur das Wohlbefinden steigt, sondern auch eine fast dramatische und zumeist unmittelbare Verbesserung und Ausbalancierung des Immunsystems stattfindet. Was im Einzelnen passiert, ist, dass LDN die Antikörper und die humorale Immunantwort abdämpft und die zelluläre Reaktionsbereitschaft ankurbelt. Also genau das, was wir in jeder Autoimmuntherapie zu erreichen versuchen. Als Folge der zellvermittelten Aktivität können die Patienten besser entgiften und ihre Antikörperwerte nach unten drücken, sodass die für ein Autoimmungeschehen so typischen chronischen Entzündungen zurückgehen.

In den vergangenen 10 Jahren habe ich Hunderte von Patienten mit einer Kombination aus Autoimmundiät und LDN behandelt. Viele dieser Patienten haben vollständige Genesung von unterschiedlichsten Autoimmunerkrankungen erfahren. Die gängigsten Erkrankungen, die ich damit behandeln konnte, waren Morbus Crohn, Colitis ulcerosa, Psoriasis, Hashimoto, Asthma, Neurodermitis und Multiple Sklerose. Ich habe LDN Patienten ab dem 18. Lebensmonat verabreicht – einschließlich eines Säuglings, der bereits an juveniler Arthritis litt, nach 3 Monaten vollständig genas und nie rückfällig wurde –, bis hin zu über 80-Jährigen. In dieser ganzen Zeit habe ich keine ernsthaften Nebenwirkungen oder Komplikationen beobachtet, weder Anstieg der Leberwerte noch Hautausschläge, lediglich gelegentliche Schlafstörungen, die in der Regel durch Verringerung der Dosis zurückgingen.

Als Faustregel beim Dosieren gilt: Weniger ist mehr. Die „Standarddosis“ sieht 4,5 mg vor dem Schlafengehen vor, aber ich beginne oft mit nur 1,5 mg oder noch weniger, besonders bei Kindern. Wenn der Patient gut darauf anspricht, bleibe ich bei dieser Dosis mindestens ein Jahr lang. Wenn nach einem Monat gar nichts passiert, erhöhe ich für einen weiteren Monat die Dosis auf 3 mg und warte eine Reaktion ab. Passiert auch nach 2 Monaten nichts, gehe ich auf 4,5 mg und behalte diese Dosis für die nächsten 6 Monate bei. Ungefähr 20 Prozent all meiner Patienten erfahren auch nach 6 Monaten LDN-Therapie und Ernährungsumstellung keine spürbare Verbesserung. In der Regel handelt es sich um jene, die zuvor mit Prednison oder anderen Immunsuppressiva behandelt wurden. Trotzdem setze ich auch bei ihnen die Therapie für ein weiteres Jahr fort, bevor ich zu dem Schluss komme, dass sie wohl nicht das Richtige für sie ist.

Die 80 Prozent, die auf die Therapie ansprechen, bezeichnen diese oft als lebensverändernd. Bei ihnen setze ich LDN-Gaben über mindestens 3 Jahre fort, in jedem Fall aber so lange, bis sie seit über einem Jahr alle allopathischen Medikamente absetzen konnten. Dann erst erscheint es sinnvoll, auch das LDN abzusetzen und die Reaktion zu überprüfen. Einige meiner Patienten haben LDN ohne Unterbrechung mehr als 10 Jahre lang eingenommen und keinerlei Nebenwirkungen erfahren (manche Ärzte lassen ihre Patienten zu Unrecht in dem Glauben, dass LDN ihrer Leber schaden würde).

Bei einigen Patienten haben sich zweiwöchige Unterbrechungen als sinnvoll erwiesen, aber das ist nur selten notwendig. Ausgehend von meinen Studien zum aktuellen Forschungsstand und meinen Erfahrungen mit LDN bin ich davon überzeugt, dass jeder Patient, der unter einer Autoimmunerkrankung einschließlich Autismus, Lupus, Hashimoto und Arthritis leidet, gut beraten wäre, sich zunächst einer Kombination aus der Cowan-Autoimmundiät und LDN zu unterziehen, bevor er es mit einer konventionellen Behandlung versucht.

Diese Kombination stellt die Grundlage meiner Behandlung für alle Autoimmunerkrankungen dar. Dazu kommen das Unterlassen jeglicher Impfungen und der Verzicht auf Acetaminophen sowie Schmerz- und Entzündungshemmer. Außerdem sollten die Patienten viel Zeit in der Natur verbringen, möglichst oft barfuß laufen und ausreichend Sonne tanken. Oft muss man nichts weiter tun, um eine gewaltige Verbesserung seines Zustands zu erreichen. Nichtsdestotrotz gibt es eine Reihe weiterer Naturheilverfahren, die sich bei bestimmten Krankheitsverläufen als hilfreich erweisen und die ich daher auch besprechen möchte.

### III. *Restore*

*Restore* ist eine Nahrungsergänzung auf Humus-Grundlage, von Dr. Zach Bush und einem Forscherteam aus Virginia entwickelt, die den Zonulinwert absenkt und somit das Sickern durch die Darmwand einschränken kann. Zonulin, das erst im Jahr 2000 entdeckt und beschrieben wurde, ist ein Protein, dass die Durchlässigkeit der Darmwand reguliert und im Idealfall die Absorption von Antigenen und Toxinen verhindert.[80] Glyphosat und weitere Impfbestandteile erhöhen die Zonulin-Konzentration im Darm und erlauben den Poren somit, sich zu öffnen. Infolge dieser im Übermaß stattfindenden Signalwirkung wird die gesamte Darmwand porös und leitet Autoimmunprozesse ein.

Restore scheint dies aufzufangen, indem es die Zonulin-Konzentration absenkt und die Darmwand versiegelt. Ich habe besonders bei Kindern mit Asthma, Neurodermitis, Lebensmittelallergien und starker Impfbelastung gute Erfolge gesehen. Ich habe gesehen, wie sich innerhalb eines Monats, in dem vollständig bzw. soweit wie möglich auf glyphosathaltige Nahrung verzichtet und ½ bis 1 Teelöffel *Restore* 3-mal täglich eine halbe Stunde vor den Mahlzeiten genommen wurde, Asthma und Ausschläge vollkommen verflüchtigten. Restore setzt bei einer der Hauptursachen für Autoimmunerkrankungen an – dem leaky gut bzw. undichten Darm – und sollte bei jedem betroffenen Patienten zumindest in Erwägung gezogen werden.

### IV. *Kolostrum*

Im Idealfall sollte die Naturheilkunde den Körper dabei unterstützen, seine Selbstheilungskräfte wieder zu erlangen. Wenn der Körper Eiter produziert, um einen Splitter auszutreiben, dann wäre die richtige „Therapie", den Splitter einfach zu entfernen. Der Körper dankt es, indem er, oft schon nach wenigen Stunden, die Eiterproduktion einstellt. Wenn man also so eingreifen kann, dass der Körper gar nicht erst zu dramatischen Mitteln wie Eiter, Fieber und anderen immunaktivierenden Prozessen greifen muss, dann kann sich eine Situation leise und ohne Waffengewalt auflösen.

Bei Autoimmunerkrankungen besteht für den Körper die Notwendigkeit, das Ökosystem im Darm wiederherzustellen. Im besten Fall wird der Grundstein für das gesunde Mikrobiom gelegt, wenn das Kind durch den Geburtskanal gleitet. Dabei schluckt das Neugeborene Vaginalsekret der Mutter und legt den „Samen" für die eigene Darmflora und den Grundpfeiler des Immunsystems.

Dann geschieht etwas überraschend Wunderbares: Die ersten zwei, drei Tage nach der Geburt bekommt ein Baby nur Kolostrum, ein nährstoffarmes Konzentrat, wobei man doch meinen würde, dass es dringend Kalorien braucht. Und doch ist diese „Erstmilch" unerlässlich für das Überleben praktisch aller Säugetiere. Wie kann das sein? Kolostrum liefert nämlich seine Nährstoffe und Wachstumshormone vornehmlich der gerade entstehenden Bakteriengemeinschaft. Das heißt, bevor ein Säugling sich selbst nähren kann, muss er zunächst sein Mikrobiom füttern. Dieser Gedanke ist im Grunde revolutionär: Wir müssen zuerst an unsere Bakterien denken, bevor wir uns versorgen können! Diese Bakterien sind überlebensentscheidend, denn sie stellen die Grundlage des wachsenden Immunsystems dar. Sind die Bakterien einmal genügend gesättigt bzw. im Begriff, sich eine Basis aufzubauen, kann die Muttermilch den Säugling erreichen und nähren. Viele Säugetiere, darunter auch Schweine, Pferde, Katzen oder Hunde, werden nicht überleben, wenn sie Kolostrum entbehren müssen.[81] Menschenbabys werden überleben, aber ihre Darmflora wird lebenslang beeinträchtigt sein.

Ein Mensch mit gestörter Darmflora kann aus einer täglichen Gabe von frischem Kolostrum (bzw. in Pulverform) Nutzen ziehen oder sich gar einem 2- bis 3-tägigen Kolostrum-Fasten unterziehen, um die ersten Lebenstage zu simulieren, in denen Immunsystem und Mikrobiom aufgebaut werden. Wenn frisches Kolostrum zu schwer zu beschaffen ist, empfehle ich die Pulverform (s. Bezugsquellen). Die Dosis beträgt 1 Teelöffel 2- bis 3-mal täglich für Kinder bis 9 Jahre sowie ein Esslöffel für alle Personen älter als 9 Jahre.

### V. *Organ-Präparate*

Zu den Faktoren, die den Autoimmunzyklus aufrechterhalten, gehören Entzündungen, die das Gewebe angreifen, z. B. die Schilddrüse bei Hashimoto oder Knorpel und Gelenke bei Arthritis. Dadurch geht nukleares Gewebe (mit DNA-Partikeln) in das Blut über, was den Körper zwingt, Antikörper dagegen auszubilden, die wiederum für weitere Entzündungen im Gewebe sorgen. So setzt sich der Teufelskreis immer weiter fort.

Um diesen Teufelskreis zu durchbrechen, kann man aber einen Köder einsetzen. Viele Antikörper werden in den Lymphfollikeln des Dünndarms, auch Peyer-Plaques genannt, produziert. Wenn man also Gewebe von einem Tier zu sich nimmt, welches dem ähnelt, auf das die Antikörper abzielen, dann besteht die Möglichkeit, dass sich die Antikörper auf das oral zugeführte Präparat stürzen und das Organ in Ruhe lassen. Diese Technik nennt sich Orale Toleranz-Therapie.

Bei Hashimoto oder bei Morbus Basedow wird z. B. die Schilddrüse angegriffen; wenn also einem Patienten Schilddrüsenextrakt einer Kuh verabreicht wird, mit sehr ähnlicher Zell- und DNA-Struktur, dann richten sich die Entzündungen zum Teil gegen das Präparat und nicht gegen das Organ. Das gibt der Schilddrüse des Patienten Raum zur Selbstheilung und hat sich in vielen Fällen als unschätzbare Hilfe für die Wiederherstellung der Funktionen erwiesen. Ich setze in der Regel Präparate des Kalifornischen Herstellers *Allergy Research* ein, dessen Organe von weidegefütterten Tieren stammen. Diese Präparate sollten bestenfalls abseits der Mahlzeiten eingenommen werden, die Dosis beträgt 1 bis 4 Kapseln 2- bis 3-mal täglich.

Das nun folgende Programm stellt das von mir entwickelte Autoimmunprotokoll dar. Mitunter greife ich auf andere Heilkräuter, Nährstoffe oder auch Lebensmittel zurück, um jeden Patienten individuell und fallnah zu behandeln. Jedoch ist für mehr als 90 Prozent aller Patienten – egal ob Männer, Frauen oder Kinder – die hier beschriebene Grundstrategie vollkommen ausreichend, um die Gesundheit und den Verlauf der Autoimmunerkrankung deutlich positiv zu beeinflussen.

# Kapitel 12

# Die Cowan-Autoimmundiät

Die Cowan-Autoimmundiät setzt bei den in diesem Buch beschriebenen Ursachen von Autoimmunerkrankungen an. Der erste Schritt in eine Erkrankung ist eine gestörte Darmflora, die durch die richtige Ernährung aufgebaut wird. Ein weiterer Aspekt sind die Schäden an den Mikrovilli, die durch die richtige Ernährung ebenfalls korrigierbar sind. Die Prinzipien der von mir entwickelten Diät sind keineswegs exklusiv, sie finden sich in der GAPS-Diät, in der Autoimmun-Paleo-Diät und im Wahls-Protokoll. Dies sind alles wunderbare Ernährungsprogramme und ich habe jedes von ihnen erfolgreich bei Autoimmunpatienten eingesetzt.

Mein Blickwinkel unterscheidet sich jedoch leicht von den genannten Diäten, und er kommt nicht aus der ärztlichen Ecke, sondern durch meine Gärtnertätigkeit. Mein Interesse am Gärtnern ging nämlich so weit, dass ich zusammen mit meiner Familie ein Projekt auf die Beine stellte: Dr. Cowan's

Garden. Mich um Pflanzen und die sie nährende Erde zu kümmern hat mir mehr über Ernährung und Heilung beigebracht als das Studium der vielen Bücher. Es ist eine Sache, über Gesundheit nachzudenken und zu mutmaßen; es ist aber etwas vollkommen anderes, die eigenen Pflanzen verwelken zu sehen, weil die Beete zu eng stehen.

Die andere Perspektive, die ich mitbringe, entstammt meinem Verständnis von Wasser. Wassermoleküle machen mehr als 99,9 % Prozent aller Bestandteile unseres Körpers aus und unsere Gesundheit ist maßgeblich dadurch geprägt, wie gut wir in der Lage sind, Wasser in Zellen und Gewebe zu strukturieren. Menschen sind komplexe Wesen und oft sind die Auswirkungen einer Maßnahme nicht unmittelbar sichtbar. Pflanzen sind ebenfalls komplex, aber es ist schneller zu erkennen, wie sich eine neue Technik wie Kompostierung oder Wässerung mit strukturiertem Wasser auf sie auswirkt. Die Erfahrungen aus meiner jahrelangen Gärtnertätigkeit brachten mich schließlich dazu, bestimmte Prinzipien in meine Diät einzubauen.

Auch wenn es in diesem Buch vorrangig um das Verständnis und die Behandlung von Autoimmunerkrankungen geht und wir auch Ernährung als eine Form der Therapie sehen können, so dürfen wir doch nie vergessen, wie wichtig Freude in unserem Leben ist. Und Essen ist in jeder Kultur und Gesellschaft ein wichtiger Baustein, um diese Freude zu erlangen. Die sinnlich erfahrbare Qualität einer Nahrung, nicht nur ihr Geschmack, sondern auch das Aroma und das Aussehen, ist ein wichtiger Bestandteil meiner Diät sowie jeder echten Heilung. Wir können dieser Aufgabe am besten nachkommen, indem wir uns mit unserer Ernährung beschäftigen. Und nach diesen einleitenden Worten schreiten wir nun zu den sechs Prinzipien der Cowan-Autoimmundiät.

## Die Qualität unserer Nahrung

Um es überspitzt zu sagen: Auf einer Liste der Top-10-Ernährungsregeln sollte die Achtsamkeit der Nahrungsqualität gegenüber die Plätze 1 bis 9 einnehmen. Da solch eine enge Verbindung zwischen Pestiziden/Herbiziden und Krankheiten wie Polio und Autismus besteht, ist es für Patienten jedweder Autoimmun- bzw. andersgearteten Krankheit unerlässlich, sehr genau auf die Qualität der Lebensmittel zu achten, die sie zu sich nehmen. Mit „Qualität" meine ich nicht nur die Erde und Weiden, denen die Lebensmittel entstammen, sondern auch viel subtilere Facetten wie die richtige Erntezeit sowie die bestmögliche Lagerung und Verarbeitung der jeweiligen Nahrung.

Ich weiß, dass sich viele Menschen keine Nahrungsmittel einer Qualität, wie ich sie empfehle, leisten oder beschaffen können; ich hoffe dennoch, dass die hier dargestellten Grundsätze in unserer Gesellschaft, und insbesondere der Agrargemeinschaft, nach und nach zur üblichen Praxis werden. Ich wäre sehr froh, wenn wir Essen nicht nur als „Ware" betrachten, sondern stattdessen ein kreativeres Wirtschaftssystem begründen würden, in dem die gesündesten Lebensmittel erzeugt und für jeden zugänglich gemacht würden. Davon sind wir aktuell weit entfernt, aber es ist niemals zu spät, einen Weckruf für Veränderung zu starten.

Wenn ich über Qualität spreche, meine ich auch nicht nur den Vitamin- oder Nährstoffgehalt. Meine Erfahrungen aus der Gartenarbeit haben mir gezeigt, dass durch verschiedene Kompost-, Dünge- und Bewässerungstechniken auch sehr verschiedene Geschmacksrichtungen in den Früchten entstehen können. Mein Gärtnern ist vor allem „geschmacklicher" Natur und ich vertraue darauf, dass sich der Nährstoffgehalt von allein einstellt. Unser Geschmackssinn verrät uns jede Menge über enthaltene Nährstoffe und deren Dichte. Wenn wir uns daran halten, nur „echte" und unter richtigen Bedingungen gewachsene Lebensmittel zu verspeisen, wird sich mit der Zeit unser Geschmackssinn erweitern und die Fähigkeit, qualitative Nahrung zu erspüren, wachsen. Davon wird unsere Gesundheit unmittelbar profitieren. Wenn man sich auf echte Lebensmittel festlegt, dann sollte man dies verbindlich tun – was bedeutet, minderwertige Nahrung vollständig zu meiden. Hier sind die „Regeln":

a. Die besten Nahrungsmittel sind handgepflückt oder wild gefangen. Das bedeutet, dass sowohl Jäger als auch Sammler nachhaltige Erntetechniken beherrschen und verseuchte Land- und Wassergebiete meiden müssen. Der Jäger muss wissen, wie man human tötet und seine Beute anschließend abzieht. Die nächstbeste Qualitätsstufe sind weidegefütterte Tiere, gefolgt von Futtertieren von biodynamischen Bauernhöfen oder Gärten bzw. kleinen Permakulturgemeinschaften. Danach folgt Nahrung aus familiengeführten Kleinsthöfen oder Gärten bzw. aus eigenem ökologischem Anbau. Die letztmöglich akzeptable Quelle stellen Lebensmittel von Großhöfen mit biologischem Siegel dar. Wenn Sie Hilfe benötigen, um gute Bezugsquellen aufzuspüren, kann ich Ihnen den Einkaufsführer der Weston-Price-Stiftung sehr ans Herz legen (s. Literaturverzeichnis).

b. Die Verarbeitung der Lebensmittel sollte entweder ganz ausbleiben oder nur mit Techniken erfolgen, die sich traditionell bewährt haben. Zu den frischen Lebensmitteln, die gar nicht verarbeitet werden, gehören Salate oder Gurken aus dem Garten oder vom Markt. Zu den traditionellen Techniken, die in der Regel die Qualität noch anheben, gehören die milchsaure Fermentation, die Herstellung von Butter oder gesäuerten Milchprodukten (Kefir und Joghurt) aus Vollmilch von weidegefütterten Kühen, die traditionelle Herstellung von Pökelfleisch wie Schinken oder Prosciutto. Andere qualitätsaufwertende Prozesse beinhalten das Backen von Sauerteigbrot aus frisch gemahlenem Urgetreide, das Einweichen und Keimen von Samen und Nüssen und die Herstellung von Fermentgetränken mit Gemüseresten aus dem Garten.

   Diese und noch mehr traditionelle Techniken der Nahrungsverarbeitung finden sich in dem Buch *Das Vermächtnis unserer Nahrung* von Sally F. Morell und Mary G. Enig.

c. Schließlich dürfte vor allem für jene mit eigenem Garten interessant sein, dass Blatt- und Fruchtgemüse wie Grünkohl, Blattsalat, Zucchini oder Paprika so früh wie möglich am Morgen, während Wurzelgemüse (Karotten, Rote Bete, Pastinaken, Rettich) abends geerntet werden sollten. Das mag uns nichtig erscheinen, aber die Energie der Pflanze konzentriert sich morgens in den Blättern, wodurch sie mehr Aroma haben und im Kühlschrank länger halten. Im Laufe des Tages sinkt die Energie dann in die Wurzeln hinab, sodass Wurzelgemüse seine Frische länger behält, wenn es abends geerntet wurde.

## Makronährstoffgehalt

Damit ist die Verteilung auf die drei großen „Makros" Fett, Proteine und Kohlenhydrate gemeint. Die optimale Verteilung könnte man grob folgendermaßen umschreiben: Gute Fette reichlich, Proteine in Maßen, Kohlenhydrate wenig. Ich möchte ungern zahlenmäßige Vorschriften machen, die beste Richtschnur ist die, jeder Mahlzeit genügend Fett hinzuzufügen. Die wichtigsten Fette sind Butter und Ghee von Weidetieren, Kokosöl und Olivenöl. Weitere Fettquellen (vorausgesetzt, sie entstammen bester Qualität) sind Schweineschmalz, Rinder-Tatar und Entenfett. Bei weiteren pflanzlichen Ölen stoßen wir auf Probleme, denn die meisten Samen und Blüten können nur unter Hitze zu Fett gepresst werden, was die Fettsäurestruktur schädigt und den Nährstoffgehalt verringert. Die einzige akzeptable Extraktion stellt in meinen Augen die Kaltpressung dar, dicht gefolgt von der Ölkonservierung in Violettgläsern, wie es bei *Andreas Seed Oils* gehandhabt wird (s. Bezugsquellen).

Proteine nehmen wir bei jeder Mahlzeit durch kleine Beilagen tierischer Produkte zu uns. Dazu zählen Fisch, Fleisch, Eier, Rohmilchkäse und Innereien. Mit „kleiner Beilage" meine ich von der Größe einer Skatkarte, mehr ist nicht nötig und würde die Nieren nur belasten. Zusätzlich sollten auch Suppen oder Knochenbrühe aus hochwertigen tierischen Zutaten verspeist werden. Wenigstens eine Tasse gelatinehaltiger Knochenbrühe sollte pro Tag verzehrt werden, bei manifester Autoimmunerkrankung sogar bis zu dreimal täglich. Da die Gelatine den Darm heilt und versiegelt, ist sie ein Schlüsselfaktor in der Autoimmunbehandlung. Die Knochenbrühe von Weidetieren muss zu 100 % frei von Glyphosat und anderen Chemikalien aus der konventionellen Tierhaltung sein. Davon sollte grundsätzlich keine Ausnahme gemacht werden.

Der Kohlenhydratanteil sollte gering ausfallen, sodass ich ausnahmsweise eine rechnerische Empfehlung gebe: in der Regel zwischen 45 und 75 Gramm pro Tag. Es gibt viele gute Bücher, besonders die zu Low-Carb-Diäten oder ketogener Ernährung, die dabei helfen, diese Zahl zu erreichen. Fette sind für unseren Körper eine effizientere Energiequelle als Kohlenhydrate und wir benötigen nur sehr wenig Kohlenhydrate aus der Nahrung. Wie auch in der GAPS-Diät empfohlen, sollten die meisten Autoimmunpatienten mindestens 6 Monate ganz auf Disaccharide verzichten, also ganz ohne Getreide und Bohnen leben. Auch in meiner Diät empfehle ich den 6-monatigen Verzicht auf Getreide, Bohnen und ungesäuerte Milchprodukte. Das gibt der Darmflora Gelegenheit für eine grundlegende Sanierung. Die Kohlenhydratzufuhr erfolgt in dieser Zeit durch Wurzelgemüse und kleine Mengen Früchte. In Kombination mit grünem Gemüse, Fleisch und den genannten Fettquellen sind darin alle Nährstoffe, Ballaststoffe und Vitamine enthalten, die man braucht.

## Milchsaure Fermentprodukte

Die Mikroorganismen, die für eine gesunde Darmflora sorgen, gelangen ursprünglich in unseren GIT während der Geburt. Danach folgt eine zwei-bis dreitägige Ernährung mit muttereigenem Kolostrum, das Wachstumsfaktoren für diese Bakterien enthält. Anschließend bauen wir durch Hautkontakt, lebendige Organismen in der Nahrung und Kontakt mit der Erde und der Natur im Allgemeinen nach und nach ein reichhaltiges, gesundes Mikrobiom auf. Wenn Symptome auftauchen, die z. B. auf einen Autoimmunprozess hindeuten, müssen wir unsere Bemühungen verstärken, um unseren GIT wieder mit gesunden Bakterien zu versorgen. Wir können im Garten oder Kompost arbeiten bzw. auf Waldboden spielen, am besten mit den bloßen Händen, und bevorzugt Nahrung zu uns nehmen, die möglichst viele Bakterienstämme enthält. Wichtig ist, dass wir im Einklang mit unser Umgebung leben.

Mit „im Einklang mit der Umgebung" meine ich, dass durch die Geschichte hindurch die Menschen immer mit ihrer unmittelbaren Umgebung verbunden waren, durch Kontakt mit der einzigartigen Erde ihrer Heimat. Sie bearbeiteten den Boden und fermentierten die eigene Ernte bei sich zu Hause. Wenn wir das tun, dann verbinden auch wir uns mit dem Ort, an dem wir leben, und legen die Grundlage für unsere Gesundheit. Viele wunderbare Bücher wurden zu dem Thema geschrieben, aber keines ist so gut wie *Die Kunst des Fermentierens* von Sandor Katz. Der tägliche Verzehr einer breiten Vielfalt fermentierter Produkte, am besten selbst oder regional erzeugt, ist der Schlüssel zur Gesundheit. Beginnen Sie mit milchsaurem Gemüse wie Sauerkraut, Kwass oder Kimchi und arbeiten Sie sich weiter vor zu hausgemachten Sauermilchprodukten und -getränken. Die Spezialisten unter uns mögen sogar zu traditionell fermentierten Fleisch- und Tierprodukten greifen, die die Diversität im Mikrobiom noch erhöhen. Nehmen Sie wenigstens ein kleines Fermentgetränk bei jeder Mahlzeit zu sich, je nach Verträglichkeit können Fermentprodukte sogar bis zu 10 % der Tagesmenge an Nahrung ausmachen. Allein dieser Schritt wird sich mit der Zeit als Schlüsselfaktor bei der Wiederherstellung der Gesundheit und der Darmflora herausstellen.

## Nahrungsvielfalt

Eine möglichst reichhaltige Nahrung zu sich zu nehmen stellt sicher, dass alle Vitamine, Mineralien, sekundären Pflanzenstoffe und andere krankheitsvorbeugende Nährstoffe enthalten sind, die die Tier- und Pflanzenwelt uns zur Verfügung stellt. Ich habe dieses Prinzip über Jahrzehnte so weit vervollkommnet, dass ich sogar zu zählen anfing, wie viele verschiedene Pflanzen ich pro Monat in meine Ernährung integrierte. Es ist dabei wichtig, mit den Jahreszeiten zu essen, einen eigenen Garten anzulegen, mehrjährige Pflanzen zu kultivieren sowie Kräuter und Gewürze großzügig zum Kochen zu verwenden. Jeder sollte mindestens einen Monat lang sein Essen auf Vielfalt hin untersuchen: Setzen Sie sich zum Ziel, 12 bis 15 verschiedene Pflanzen täglich bzw. 60 bis 80 monatlich zu verzehren. Genießen Sie ausreichend gesunde tierische Produkte aus Ihrer Region. Nehmen Sie Verbindung zu einem Jäger auf, um auch Wild und schwer zu beschaffende Produkte zu bekommen. Seien Sie kreativ und lernen Sie Wildkräuter appetitlich herzurichten. Wenn Sie das tun, kommen Sie wieder mit der Welt um Sie herum in Kontakt.

## Wasser

In diesem Buch habe ich die Bedeutung der Wasserstruktur für unsere Zellen, Gewebe sowie Körperflüssigkeiten wie Blut, Lymphe und Rückenmarksflüssigkeit hervorgehoben. Die Qualität des Wassers in unserem Körper ist direkt mit der Qualität des Wassers verknüpft, das wir über Essen und Trinken zu uns nehmen. Das beste Wasser hat eine hohe Mineral- und Strukturdichte bei einer Temperatur von ca. 4 °C, was in dieser Form nur als Gletscherwasser an wenigen unberührten Naturparadiesen vorliegen dürfte. Wohlwissend, dass die perfekte Lösung für den Wasserverbrauch ohnehin nicht existiert, sollten wir unsere Körper eben mit dem *bestmöglichen* Wasser versorgen.

Bei der Auswahl der Quelle ist es wichtig, dass das Wasser so wenig wie möglich verunreinigt ist. Das beinhaltet Stoffe wie Fluor/Chlor, die vielen Wasserleitungen zugesetzt sind, aber auch Ackerbauchemikalien und Medikamentenrückstände. Abgesehen von der Reinhaltung muss sich Wasser auch insbesondere in spiralförmiger Bewegung befinden, so wie es in der Natur oft vorkommt, um hochenergetisch und strukturiert zu sein. In Experimenten mit Pflanzen hat sich gezeigt, dass das Wässern mit strukturiertem und verwirbeltem Wasser deren Widerstandskraft und Gesundheit erhöht. Mich hat es immer wieder beeindruckt, wie sehr manche Patienten alleine davon profitieren konnten, dass sie ausschließlich strukturiertes Wasser konsumierten.

Die beste Wasseraufbereitungsmethode für zu Hause ist meines Wissens nach die Gabe eines Teelöffels *Adya Clarity* in eine Gallone Leitungswasser, das über 24 Stunden einwirken muss. *Adya Clarity* enthält eine Art „Tonerde", die sich an den Großteil der Toxine wie Chlor, Fluor und Medikamentenrückstände bindet. Das erkennt man an dem gelblichen Bodensatz, in dem sich die gebundenen Reststoffe absetzen. Mittels Abseihung durch einen Aktivkohlefilter kann der Bodensatz zurückgehalten werden, danach sollte das Wasser eine Verwirbelung und Remineralisierung durchlaufen, z. B. mit dem *Tribest Duet Water Revitalizer*. Dadurch wird das Wasser strukturiert und mineralisch aufgewertet. Anschließend lässt es sich in Violettgläsern oder Glaskolbenflaschen im Kühlschrank aufbewahren.

## Den Instinkten vertrauen

Als letzter Grundsatz der Cowan-Autoimmundiät wird das eigene Körpergefühl eingesetzt, um über ein „Feedbacksystem" herauszufinden, welche Lebensmittel die besten sind. Die Wirkung von Lebensmitteln auf den eigenen Körper zu erfahren ist eine Fähigkeit, die mit Praxis und Disziplin zunehmen wird. Die Disziplin besteht darin, aufmerksam zu sein und die Instinkte wertzuschätzen.

Wenn ein bestimmtes Nahrungsmittel nicht gutzutun scheint, sollte man es mindestens eine Woche lang aussetzen, bevor man es wieder isst und erneut überprüft, wie man sich danach fühlt. Nach und nach werden die Instinkte schärfen und klarer werden, aber nur, wenn man sich dazu verpflichtet, der inneren Stimme und dem, was sie einem über die konsumierte Nahrung mitteilt, Beachtung und Wertschätzung zu schenken. Geschärfte Körperwahrnehmung geschieht jedem, der sich mit Disziplin an den Verzehr „echter" Lebensmittel hält, und diese Disziplin wird Ihnen die einzigartige Ernährung offenbaren, die nur für Sie bestimmt ist und Ihnen hilft. Diese Disziplin ist der heilige Gral jeder Ernährungstherapie.

Zusammenfassend sind es also 6 Grundsätze, die man beachten sollte, wenn man die Autoimmundiät umsetzen möchte: Die ersten 6 Monate auf alle Körner, Hülsenfrüchte und ungesäuerten Milchprodukte verzichten, die nachher langsam wieder eingeführt werden können. Bei der Beschaffung, Verarbeitung und beim Anrichten der Speisen kreativ sein. Die Mahlzeiten im Kreis der Familie als „Quality time" genießen. Einige der Bücher lesen, die zu traditioneller Ernährung geschrieben wurden und die für die Organisation des täglichen Essens weitere Inspirationen geben können.

## Beispielhafte Tagesmenüs: Die ersten 6 Monate

### Frühstück

Das einfachste und nahrhafteste Frühstück für Patienten der Cowan-Autoimmundiät ist eine selbst gemachte Suppe aus 6 bis 10 Sorten gedünstetem Gemüse mit Beigabe eines der erlaubten Fette und etwas Knochenbrühe. Salz oder Algen in Pulverform geben Geschmack hinzu. Geben Sie eine große Portion Sauerkraut bzw. anderes Fermentgemüse hinzu und, wenn Sie mögen, zwei gekochte oder gebratene Eier. Um das Frühstück zu variieren, nehme man andere Gemüsesorten für die Suppe und verwende statt der Eier natürliche Fleisch-,

Fisch- oder Wurstsorten. Das Frühstück lässt sich mit 1 bis 2 Gläsern selbst gemachtem Kwass aus Roter Bete abschließen.

**Mittagessen**

Viele bevorzugen hier eine leichte Mahlzeit in der Art eines ausgedehnten Snacks. Auch hier sind die Zutaten sehr einfach. Eröffnen Sie mit einer Eiweißquelle (von der Größe einer Skatkarte), das kann bei Verträglichkeit Rohmilchkäse sein, aber auch Fisch oder Fleisch. Essen Sie Proteine immer zusammen mit guten Fetten – also nur vollwertige Milchprodukte und auch die fettreichen Stücke von Fisch und Fleisch. Fügen Sie jede Menge Gemüse hinzu – gedämpft, gedünstet, roh (wenn Sie Rohkost vertragen), fermentiert, usw. Zu dem Gemüse passt Soße oder Dressing mit weiteren Fetten, die bei der Aufnahme der Nährstoffe helfen. Das können Avocados sein (eine wunderbare Fettquelle) oder ein Dressing auf Olivenöl- oder Sahnebasis. Streuen Sie reichhaltig Kräuter und Gewürze über das Essen und variieren Sie das Gemüse nach Saison und Geschmack. Abschließend stellen verschiedene Beerensorten und saisonale Früchte mit vielen Phytonährstoffen wie Granatapfel oder Kaki eine sehr gute Kohlenhydratquelle dar.

**Abendessen**

Das Abendessen ist in der Cowan-Autoimmundiät eine Mischform aus Frühstück und Mittagessen. Am besten bekommt es den meisten Anwendern, wenn sie die Mahlzeit mit einer Tasse Brühe/Suppe eröffnen, die aus Knochenbrühe mit verschiedenen Gemüsen besteht. Dazu kommen wiederum Eiweißquellen („spielkartengroß“), gekochtes und fermentiertes Gemüse und als Dessert eine Handvoll Beeren oder saisonaler Früchte mit einem Topping aus geschlagener Sahne.

## Nach den ersten 6 Monaten

Wenn sich nach 6 Monaten deutliche Gesundheitsverbesserungen eingestellt haben und man sicher im Beobachten negativer Reaktionen geworden ist, lassen sich kleine Mengen eingeweichter oder gekeimter Körner und Hülsenfrüchte hinzufügen. Zunächst sollte auf glutenhaltiges Getreide verzichtet werden, mit der Zeit kann aber auch dieses wieder eingebaut werden. Das Ziel ist eine Ernährung der „Integration", solange als Messlatte hohe Qualität angelegt wird. Naturreis, gekeimte Quinoa und eingeweichte Linsen mögen es für den Anfang tun. Diese können zu jeder Mahlzeit in kleinen Mengen verzehrt werden, nach und nach sollte die Auswahl um alte und mehrjährige Sorten erweitert werden. Arbeiten Sie sich langsam zu einer Diät vor, wie sie in dem Buch *Das Vermächtnis unserer Nahrung* beschrieben ist, die sich durch Geschmack, Nährstoffdichte, Vielfalt und Schutz des Ökosystems auszeichnet, und genießen Sie den Weg, den Sie gehen.

# Schlussfolgerung

Der Autor und Philosoph Ivan Illich sagte einmal, dass die zwei schlimmsten Dinge, die man Menschen – und vor allem Kindern – antun könne, wären, sie davon zu überzeugen, dass sie zum Lernen (schulisch) unterrichtet und zum Heilen (medizinisch) behandelt werden müssten.

Wir wissen nämlich, dass die meisten Kinder ihre Muttersprache problemlos erlernen, ohne jemals explizit darin unterrichtet zu werden. Wenn Erwachsene den Prozess unterstützen wollen, dann genügt es vollkommen, sich als menschliches Gegenüber zur Verfügung zu stellen. Das Kind wird auf diese Weise von alleine zu sprechen lernen. Wenn sie die Gelegenheit bekommen, lernen die meisten Menschen überaus gerne. Jeder Mensch tut das aber auf seine Art, mit unterschiedlichem Fokus und unterschiedlichen Interessen. Der sicherste Weg, ein Kind vom Lernen abzubringen, besteht darin, es in einem vorgegebenen Rhythmus zu dem zu zwingen, von dem man als Erwachsener glaubt, dass es gut für das Kind wäre. Gesunde Kinder widersetzen sich dieser Beschneidung ihrer Freiheit und Autonomie; weniger gesunde Kinder geben nach und lassen sich unterweisen.

Vor nicht allzu langer Zeit machten meine Frau Lynda und ich mit unseren beiden Enkeln Ben und Sam (4 und 5 Jahre alt) einen einwöchigen Ausflug zu einer Hütte am See in New Hampshire. Noch keiner der beiden Jungs konnte schwimmen. Das Wasser war zwar seicht, aber sie zögerten und hielten sich an ihren Schwimmbrettern fest. Einem inneren Instinkt zum Trotz sagte ich mir, dass die Urlaubswoche doch viel schöner wäre, wenn sie schwimmen lernen würden. Also machte ich mich daran, es ihnen beizubringen. Sie gingen aber nicht darauf ein und fingen stattdessen an, sich über die verschiedensten Dinge zu beschweren.

Instinktiv ließ ich von meinem Vorhaben wieder ab und ließ sie in Ruhe. Nur zwei Tage später konnten sich beide Jungs ordentlich über Wasser halten und sogar bis zu 2 Meter lang tauchen. Während ich friedlich am Strand saß, glitten sie immer wieder von ihren Schwimmbrettern runter, um mir ihre neuesten Kunststücke vorzuführen.

Gleichermaßen haben viele von uns schon mal einen kleinen Schnitt oder eine Infektion gehabt, die ohne ärztlichen Eingriff abheilten. Der menschliche Organismus ist in seinem Urgrund auf Selbstheilung programmiert. Infektionen sind ein Mittel des Körpers, um zu entgiften und Fieber ist das wirksamste Präventiv- und Heilmittel, das man sich vorstellen kann. Man muss keinem Kind beibringen, wie es „fiebern" soll, das geschieht von ganz allein als Teil der natürlichen Schöpfung.

Unsere Aufgabe als Eltern, Ärzte und Betreuer von Kindern besteht vorrangig darin, diese im Auge zu behalten und bei Bedarf einen Prozess zu seinem gesunden Abschluss bringen zu helfen. Meistens aber greifen wir ein. Und managen den Prozess. Wollen ihn unter Kontrolle bringen. Wenn man etwas tun kann, egal was, dann lassen sich Ängste vorübergehend beschwichtigen (davon leben übrigens ganze Industriezweige). Das Ergebnis ist dann aber so, wie es bereits Ivan Illich vorhersagte: eine „medikamentös eingestellte" Gesellschaft, die riesige Ressourcen zur Behandlung kranker Menschen aufbringen muss – mit der Zunahme an Medikamenten steigt in unserer Welt nämlich auch die Zahl der Patienten. Wenn die Verschreibung von Medizin über die Grundversorgung hinausgeht, untergräbt dies nicht nur die Freiheit und Autonomie von Individuen, sondern auch den gesamtgesellschaftlichen Gesundheitspegel.

Kürzlich kam eine neue Patientin zu mir mit rheumatischen Beschwerden. Sie wurde von ihrem Hausarzt zwar an einen Rheumatologen überwiesen, bekam dort aber keinen Termin unter 6 Monate Wartezeit. Dieser Fachbereich muss wahrhaft „boomen", wenn die Nachfrage seitens neuer Patienten mit Gelenkerkrankungen das Angebot verfügbarer behandelnder Ärzte derart drastisch übersteigt.

Die Kosten der ärztlichen Versorgung drohen uns im Großteil der westlichen Welt geradezu zu erdrücken. Die Präventiv-Strategien, derer wir uns bedienen, wirken offenbar nicht. Einen Arzt aufzusuchen, sollte eine *Seltenheit* sein. So chronisch geschwächt zu sein, dass man täglich Medikamente einnehmen muss, um überhaupt funktionieren zu können, sollte einen *Ausnahmefall* darstellen. Sich operativ Organe entfernen zu lassen, um überhaupt weiterleben zu können, sollte als *Kuriosum* gelten. Leider sind solche Dinge keineswegs *selten*, unsere Wirtschaft hängt sogar von ihnen ab. Was, wenn es plötzlich keine Kriege und keine Kranken mehr gäbe und unsere Kinder glücklich für sich selbst lernten? Die gesamte Wirtschaft würde wie ein Kartenhaus zusammenfallen. Wenn eine Gesellschaft finanziell abhängig geworden ist von Krieg, Krankheit, Inhaftierung und Zwangseinschulung, dann sollte man allermindestens zu verstehen versuchen, dass diese Probleme nicht durch „noch mehr vom Selben" gelöst werden können.

Dieses Buch soll weder eine Tiefenstudie über impfbare Krankheiten noch ein Studienüberblick über das Für und Wider von Impfungen noch die Aufbereitung des aktuellen Wissensstands zur Wirksamkeit von Impfungen sein (wenngleich all dies wichtige Themen sind, weshalb ich auch entsprechende Quellen und Querverweise dem Literaturverzeichnis angefügt habe). Stattdessen lege ich das Hauptaugenmerk auf die Zusammenhänge zwischen unserer Impfpraxis und dem Auftreten von Autoimmunerkrankungen und hoffe dadurch, die Diskussion um einen neuen Aspekt zu bereichern. Ich spüre den – beabsichtigten und unbeabsichtigten – Konsequenzen nach, die ein groß angelegtes Impfprogramm für die Bevölkerung mit sich bringt, das den Empfehlungen der Gesundheitsministerien folgt und durch Ärzte und Schulen umgesetzt wird.

Meine Schlussfolgerung ähnelt den Aussagen Illichs: Wenn wir mit der Überzeugung vorwärtspreschen, wir könnten das menschliche Dasein von Krankheiten befreien, dann werden wir noch mehr Leid erzeugen, noch mehr Elend und Armut. Krankheiten sind ebenso wie Kinderkrankheiten ein Teil des menschlichen Daseins. Krankheiten sind der Boden, auf dem sich Empathie, Mitgefühl und Widerstandskraft überhaupt erst entwickeln. Kinder, die die „Feuertaufe" einer Kinderkrankheit erfolgreich meistern, werden Vertrauen in ihre angeborene Selbstheilungsfähigkeit erlangen, was gleichzeitig das Vertrauen in die eigene Autonomie und die Selbstbestimmung stärkt. Kinder, die am Überwinden einer Krankheit gehindert werden, sind im späteren Leben anfälliger für ernsthafte Pathologien. Und tragischerweise enthält man ihnen die „heilige" Aufgabe vor, sich widrigen Umständen auszusetzen und dadurch zu selbstbewussten, reifen Menschen heranzuwachsen.

Wir haben einen temporären Rückgang von (in den meisten Fällen) harmlosen Kinderkrankheiten gegen eine lebenslange Kaskade an toxischen Belastungen und chronischen Krankheiten eingetauscht, die uns den Zugang zur spirituellen Welt vernebelt und das Vertrauen in die Selbstheilungskräfte nimmt.

Mit den Impfungen haben wir, sei es aus Gier und Korruptheit oder durch Konsens- und Forschungsgläubigkeit, einen drastisch falschen Weg eingeschlagen. Wenn wir uns nicht unmittelbar um eine Kurskorrektur bemühen – was ein Überdenken nicht nur der Impfpraxis, sondern der gesamten Kinderheilkunde einschließt – dann wird unsere Gesellschaft nicht in der Lage sein, dem Ansturm an kranken und eingeschränkten Menschen standzuhalten.

Wissenschaftler sagen bereits jetzt voraus, dass in 20 Jahren die Hälfte aller amerikanischen Kinder an einer oder mehreren chronischer Krankheiten leiden werden. Es ist also höchste Zeit, uns darauf zu besinnen, wer wir sind, wie wir leben und wie unsere Welt aussehen soll. Ich hoffe sehr, dass mein Buch bei dieser Neueinschätzung der Lage helfen und uns einen Schritt in Richtung eines Lebens bringen kann, das in Übereinstimmung mit unseren Bedürfnissen als freie, autonome und spirituell erwachte menschliche Wesen steht.

Als Hausarzt in einer Familienpraxis in New Hampshire hatte ich höchst selten direkten Kontakt mit Kindern, während diese krank waren, besonders wenn sie die Windpocken hatten. Ich hörte dann oft erst von der Erkrankung, wenn ich die Eltern zufällig auf dem Spielplatz oder bei einer Veranstaltung traf. Da die Fälle von Keuchhusten dramatischer und schmerzhafter verliefen, kam es eher vor, dass ich Kinder über einen langen Zeitraum dabei begleitete, u. a. meinen eigenen Sohn Joe, der mit 8 Jahren Keuchhusten bekam und 4 Monate lang krank war.

Bis auf wenige Ausnahmen verschrieb ich meinen jungen Patienten niemals Antibiotika. In der Regel verschrieb ich ihnen traditionelle Diät[82], Lebertran (½ bis 1 TL täglich), liposomales Vitamin C stündlich in Akutphasen (bei Rückgang der Krankheit 3- bis 4-mal täglich) sowie die entsprechenden homöopathischen/anthroposophischen Mittel gemäß dem Krankheitsbild. Ich schätzte mich glücklich, dass keiner meiner kleinen Patienten starb oder irreversible Schäden davontrug; beides ist bei einer Kinderkrankheit durchaus im Rahmen des Möglichen, blieb mir aber dankbarerweise erspart.

Meine Erfahrungen sind freilich nur ein sehr kleiner Auszug dessen, was Kindern während einer Krankheit widerfahren kann. Leben ist immer mit Risiko verbunden, schlimme Dinge können geschehen. Kinder können sterben. Sie können Komplikationen erleiden. Niemand möchte das. Ich ganz bestimmt nicht. Ich kenne niemanden, der sich das wünschen würde.

Und gerade deshalb bin ich so froh, dass ich kaum jemals Kinder impfen musste. Ein Kind zu impfen und es dann sterben zu sehen, das könnte ich nicht ertragen. Kinder sterben ohne jeden Zweifel an Impfungen, die einzige Frage ist, wie oft.[83] Ebenso wenig könnte ich damit leben, wenn ein Kind nach erhaltener Impfung auf eine (möglicherweise lebenslang anhaltende) chronische Krankheit, Autoimmunerkrankung oder auf Autismus zusteuern würde. Unser Gesundheitswesen und die Medien negieren diese potenzielle Folge, aber die Forschung schreitet voran, die Beweise nehmen zu und viele Eltern können mittlerweile von Dingen berichten, die den offiziellen Standpunkt der Ärztekammern und Gesundheitsbehörden infrage stellen, der sich lediglich auf Autoritäten und medizinische „Empfehlungsschreiben" stützt.

Ich für meinen Teil hoffe auf und lade weiterhin zum ehrlichen, offenen und engagierten Austausch über das meiner Meinung nach wichtigste menschenrechtliche Thema unserer Zeit ein.

# Anhang A

# Haben wissenschaftliche Studien nicht bewiesen, dass ein kausaler Zusammenhang zwischen Impfungen und Autismus gar nicht besteht?

Ich höre immer wieder, dass eine Vielzahl von Studien gezeigt haben, dass Impfungen sicher sind und gut wirken bzw. dass es zweifellos „erwiesen" ist, dass sie zu keinerlei Gesundheitsproblemen führen. Meistens können aber diejenigen, die so etwas behaupten, einschließlich der Kinderärzte, keine einzige Studie als Nachweis anführen. Schauen wir uns daher die beiden von Kinderärztekammer und Gesundheitsbehörden meistzitierten Studien an, die angeblich „beweisen", dass Impfungen sicher sind. Die Einsicht in diese Studien verdanke ich den Autoren der Webseite *Vaccine Papers* (www.vaccinepapers.org), eine Schlüsselreferenz für jene, die sich für die Wissenschaft hinter der Impfpraxis interessieren. Besonders jedem involvierten Arzt würde ich das gründliche Durcharbeiten dieser Webseite sehr ans Herz legen.

Die erste Studie trägt den Namen „Smith et al. Studie“ und wurde 2010 in der Fachzeitschrift *Pediatrics* unter dem Titel „On-time Vaccine Receipt in the First Year Does Not Adversely Affect Neuropsychological Outcome“ veröffentlicht. Die Schlussfolgerung lautet: „Die Studie führt den aktuell stärkstmöglichen klinischen Beweis dafür ins Feld, dass die planmäßige Administration von Impfungen in der Kindheit keine Nebenwirkungen bzw. entwicklungsneurologische Spätfolgen in den kommenden 7 bis 10 Jahren nach sich zieht. Diese Ergebnisse bieten Ärzten und Pflegekräften eine sichere argumentative Basis, mit der sie Eltern, die über die frühzeitige Gabe zu vieler Immunisierungen ihrer Kindern besorgt sind, beruhigen können.“[84]

Schauen wir uns die Ergebnisse an. Die erklärte Absicht der Studie lag darin, Kinder, die ihre Impfungen „planmäßig“ erhielten, mit jenen zu vergleichen, die „außerplanmäßig“ geimpft wurden. Das ist ein nachvollziehbares Studienziel und es ist mit unterschiedlichen Ergebnissen zwischen beiden Gruppen zu rechnen. Die Studie widmete sich Kindern, die von 1993 bis 1997 geimpft und danach bis zu ihrem 10. Lebensjahr weiter beobachtet wurden. Im Alter von 7 bis 10 Jahren wurden sie auf neuropsychologische Auffälligkeiten hin untersucht, einschließlich AD(H)S, Autismus, Ticks usw. Bis dahin klingt es nach solider Forschung, aber dann kommen die Details. Der Definition der Studie zufolge gehört ein Kind dann in die „außerplanmäßige“ Gruppe, wenn es alle Pflichtimpfungen erhalten hat, aber mit mindestens einer Impfung mehr als 30 Tage „hinterherhinkt“. Alle Impfungen nach Plan erhalten zu haben und nur mit einer Impfung zu spät dran zu sein genügt also für diese Zuordnung. Auf Grundlage dieser Methodik hatten Kinder aus der „planmäßigen“ Gruppe nach einem Jahr im Schnitt 11,8 Impfungen und Kinder aus der „außerplanmäßigen“ Gruppe 10,1 Impfungen erhalten. Nach 7 Monaten waren dies 11,1 (planmäßig) gegenüber 8,0 (außerplanmäßig) Impfungen.

Eine Studie mit dem Ziel, Impfungen als unbedenklich (u. a. für die neurologische Entwicklung) zu markieren – wobei Kinder heutzutage fast epidemisch neurologisch eingeschränkt sind –, definiert eine Gruppe von Kindern, die im Schnitt 10,1-mal pro Jahr geimpft wurde, als *weniger bzw. außerplanmäßig geimpft*. In manchen Interpretationen bezog man sich auf dieselbe Gruppe gar als die *ungeimpfte*. Dabei ist es doch sehr unwahrscheinlich, dass die geringen Unterschiede zwischen beiden Gruppen stark voneinander abweichende Beschwerden hervorrufen würden.

In jeder wissenschaftlichen Studie, in der zwei Gruppen nach verschiedenen Interventionen auf ihre Reaktionen untersucht werden, müssen sich die Studien- und Kontrollgruppe so sehr wie möglich gleichen. In der „Smith et al. Studie“ jedoch bestanden große Unterschiede. Die Kinder aus der „außerplanmäßigen“ Gruppe entstammten Familien mit geringerem sozialem Status, die Eltern hatten geringeres Einkommen, weniger Eltern hatten einen hohen Bildungsabschluss und mehr Eltern waren alleinerziehend – alles Faktoren, die auf neuropsychologische Untersuchungen Einfluss nehmen. Die Autoren nehmen auf die Unterschiede Bezug und erklären, ihre Ergebnisse entsprechend angepasst zu haben; in welcher Form sie aber Anpassungen vorgenommen und in die Ergebnisse eingearbeitet haben, ist nicht ersichtlich. In der „außerplanmäßigen" Gruppe befanden sich zudem mehr Jungen (58 % gegenüber 46,5 %), was die neuropsychologischen Leistungstests weiter senkt. Auch hier ist nicht ersichtlich, wie die Autoren darauf reagiert haben. In der gesamten Studie befanden sich nur 9 vollständig ungeimpfte Kinder und ihr Einfluss auf das Gesamtergebnis wurde nicht analysiert, sodass die Studie keinen Vergleich des neuropsychologischen Gesundheitszustands zwischen geimpften und ungeimpften Kindern ziehen kann.

Nicht zuletzt wird mit keinem Wort erwähnt, warum die Eltern es vorzogen, bestimmte Impfungen ihrer Kinder zu verzögern. Gemäß meinen Erfahrungen und Nachforschungen sind die häufigsten Beweggründe dafür, dass die Eltern zu arm sind bzw. von ihrem Wohnort keinen Arzt erreichen können (das scheint hier der Fall zu sein, wenn man sich die demografischen Studiendaten anschaut), dass sie ein älteres Kind haben, das ihrer Meinung nach durch eine Impfung krank wurde, sodass sie ihr jüngeres Kind schützen wollen, oder dass sie bei ihrem Kind bereits impfinduzierte Entwicklungsverzögerungen beobachten und sich daher für ein Aussetzen entschieden. Die „Smith et al. Studie" jedoch erörtert auf sehr inadäquate Weise die Beweggründe der Eltern. Das Problem ist, dass jede dieser Ursachen noch mehr „Problemkinder" in die „außerplanmäßige" Gruppe verschieben würde. Falls wir beispielsweise glauben („falls“ ist zugegebenermaßen rein rhetorisch an dieser Stelle), dass Autismus innerhalb von Familiensystemen existiert, dann ist es wahrscheinlicher, dass eine Familie mit einem bereits autistischen Kind Impfungen an weiteren Kindern aussetzt, wenn diesbezüglich ein Zusammenhang vermutet wird. Derartige Entscheidungen seitens der Eltern, die in der Studie keine Beachtung finden, führen automatisch dazu, dass mehr „fragile“ Kinder die Gruppe der „außerplanmäßig“ geimpften besetzen. Aus diesem und aus anderen Gründen – einschließlich Interessenskonflikten mit den Urhebern – kann die „Smith et al. Studie“ unser Verständnis dafür, ob bzw. in welchem Ausmaß Impfungen zu neuropsychologischen Beschwerden bei Kindern beitragen, nicht weiterbringen.

Die andere häufig zitierte Studie ist die „Jain et al. Studie“, die auch den Spitznamen „Sargnagel-Studie“ bekam. Die Studie wurde 2015 unter dem Titel „Autism Occurrence by MMR Vaccine Status among US Children with Older Siblings with and without Autism“ im *Journal of the American Medical Association* veröffentlicht. Die Studie zielt darauf ab, einen Zusammenhang zwischen der MMR-Impfung und Autismus im Alter von 2, 3, 4 und 5 Jahren herzustellen bzw. zu negieren, ausgehend von der Prämisse, dass Kinder mit an Autismus leidendem älterem Geschwisterkind sensibler auf MMR reagieren könnten. Wie bei jeder Studie müssen beide Gruppen eng beieinanderliegen – im vorliegenden Fall ist es immanent wichtig, die Statistik nicht dadurch zu verzerren, dass Eltern *wegen* eines älteren Geschwisterkindes mit Autismus bzw.

*wegen* autistischer Züge beim Jüngeren auf die MMR-Impfung verzichtet hatten. Diese Variable, die vom Gesundheitsministerium als potenziell verzerrend in vielen Impfstudien anerkannt wird, trägt den Namen „Healthy-Worker-Effekt". Auch hier weisen die Autoren darauf hin, dass die Studienergebnisse diesem potenziellen Problem angepasst wurden: „Es ist z. B. möglich, dass diese Entscheidung seitens der Eltern rund um die MMR-Impfung selektiv getroffen wurde, d. h. *wenn Eltern bei ihren Kindern soziale oder kommunikative Einschränkungen wahrnehmen, sie dazu neigen, Impfungen aufzuschieben* (Hervorh. d. Autors). Da eine Gruppe von Kindern mit bereits manifesten Verzögerungen höhere Gefahr läuft, an Autismus zu erkranken, könnte diese Selektivität dazu führen, dass Kinder aus Risikogruppen tendenziell eher ungeimpft bleiben."

Die durch die Autoren gelieferte Analyse ist komplex, eine klare Schlussfolgerung aus den gegebenen Daten würde lauten, dass aufgrund des „autismuspräventiven" Verhaltens seitens der Eltern („Healthy-Worker-Effekt") autistische Kinder mit 38,5 % höherer Wahrscheinlichkeit als gesunde Altersgenossen keine MMR-Impfung erhalten werden. Also sind unter den nicht-geimpften mehr Kinder autistisch, und ihre Eltern verzichteten auf die Impfung, *weil* sie bereits Anzeichen des Autismus-Spektrums sahen. Das ist wichtig, wenn nämlich Ergebnisse auf diese Verzerrung hin angepasst würden, dann würden sie die Verbindung zwischen der Impfung und Autismus positiv bestätigen und nicht negieren.

Manche behaupten zwar, dass diese Studie zeigen würde, dass es zwischen Impfungen und Autismus keine Verbindung gebe, aber das ist nicht einmal annähernd der Fall: Die Kinder aus dieser Studie waren, abgesehen von der MMR-Impfung, vollständig durchgeimpft. Ich könnte sogar noch weitergehen und eine Studie bzw. eine Fachtagung nach der anderen auseinandernehmen. Stattdessen möchte ich aber jeden ermutigen, besonders jene, die beruflich mit Kindern zu tun haben oder politische Entscheidungsträger sind, sich aufmerksam die diesbezüglichen Analysen auf der Webseite www.vaccinepapers.org durchzulesen, die meiner Erfahrung nach den aktuellen Forschungsstand gründlichst abdecken.

# Anhang B
# Inhaltsstoffe gängiger Impfungen

## DTaP (Infanrix)

Aluminium-Hydroxid, Rinderextrakt, Formaldehyd oder Formalin, Glutaraldehyd, 2-Phenoxyethanol, Polysorbat 80

**Aluminium**: Wird als Adjuvans (Impfverstärker) beigefügt, um eine stärkere Immun- bzw. Antikörperreaktion zu provozieren. Parenteral (d. h. per Injektion) zugeführtes Aluminium ist dafür bekannt, sich im Gewebe von Nervensystem und Knochen anzureichern und dort stark toxisch zu wirken.[85] Der Grenzwert für Aluminium beträgt laut Angaben der amerikanischen *Food and Drug Administration* (FDA) 25 Mikrogramm (µg) täglich. Laut den Herstellerangaben einer Firma beläuft sich der Aluminiumgehalt in folgenden Impfstoffen auf:

HiB: 225 µg
Hepatitis B: 250 µg
DTP: 170 – 625 µg
Pneumokokken: 125 µg
Hepatitis A: 250 µg
HPV: 225 µg
Pentacel: 30 µg
Pediarix: 850 µg

Wenn man also einem 4000 Gramm schweren Baby die Hepatitis-B-Impfung verabreicht, hat man den Tagesgrenzwert für Aluminium (laut FDA) bereits um das 14-Fache überschritten. Alle, die im Rahmen des Check-ups nach 2, 4 und 6 Monaten den offiziellen Impfempfehlungen folgen, nehmen mehr als 1000 µg Aluminium zu sich. Intravenös zugeführtes Aluminium steht mit einer Reihe gesundheitlicher Beschwerden in Verbindung. Dazu zählen Autoimmunstörungen[86] und neurologische Schäden[87], Autismus[88], Entmarkungserkrankungen wie MS[89] und andere.

**Formaldehyd/Formalin**. Formaldehyd (in der wässrigen Form Formalin genannt) wird für die Einbalsamierung von Leichen vor dem Begräbnis oder der Verbrennung genutzt. Impfstoffen wird es als „Konservierungsmittel" zugesetzt, um die wirksamen Bestandteile vor dem Verfall zu schützen. Die Internationale Krebsforschungsgesellschaft stuft Formaldehyd als humanes Karzinogen ein,[90] im Jahr 2011 wurde es auch vom *National Toxicology Program* zum Humankarzinogen ernannt.[91] Schätzungen zufolge reagieren bis zu 20 % der Menschen auf Formaldehyd allergisch; ein kurzer Kontakt genügt bereits, um allergische Symptome auszulösen. Darüber hinaus oxidiert der Stoff zu Ameisensäure, die als starkes Nervengift Leber und Niere angreift.

**Glutaraldehyd**. Ist eine organische Verbindung, die zur Desinfektion von medizinischen und zahntechnischen Geräten genutzt wird. Studien zufolge wird der Kontakt mit Glutaraldehyd mit Asthma, Allergien, Atemwegsinfektionen und Durchfall in Verbindung gebracht.[92]

**2-Phenoxyethanol.** Wird als Antibiotikum in Impfstoffen eingesetzt. Laut dem beiliegenden Sicherheitsdatenblatt ist ein Verschlucken giftig und wird insbesondere mit gestörter Fortpflanzung in Verbindung gebracht. Die Liste der Nebenwirkungen ist lang; zu ihr zählen Kopfschmerzen, Schockzustände, Krämpfe, Erschöpfung, Nierenschäden, Herzversagen, Nierenversagen und Tod.[93]

**Polysorbat 80.** Ist ein grenzflächenaktives Tensid, was bedeutet, dass es Substanzen in Lösung hält, damit diese gleichmäßig verteilt werden können. Ohne Polysorbat 80 würden sich Impfstoffe in der Lösung absetzen und schwer zu injizieren sein. Diese Eigenschaft von Polysorbat 80 verhilft Stoffen aber auch dazu, die Blut-Hirn-Schranke zu überwinden; jede einzelne Komponente kann also leichter ins Gehirn vordringen. Das sagt die Forschung: „Klinische Studien haben gezeigt, dass Polysorbat 80 die Gefahr ernsthafter Nebenwirkungen erhöhen (z.B. Thrombosen, Hirnschlag, Herzinfarkt, Herzversagen) und mitunter sogar den Tod herbeiführen kann. Es hat sich als lebensverkürzend erwiesen und erhöht das Risiko von Tumorwachstum bzw. Rezidiven für bestimmte

Krebsarten." Eine Studie aus der Slowakei fand heraus, dass mit Polysorbat 80 gespritzte Ratten 4 bis 7 Tage nach der Geburt schneller reiften, verlängerte Östrogenzyklen hatten, an Gewicht in der Gebärmutter und an den Eierstöcken einbüßten – alles Anzeichen einer Östrogenstimulation. Diese Defekte führten zu einer steigenden Unfruchtbarkeit bei den Versuchstieren.[94]

## DTaP (Tripedia)

Aluminium-Kaliumsulfat, Ammoniumsulfat, Rinderextrakt, Formaldehyd oder Formalin, Gelatine, Polysorbat 80, Natriumphosphat

**Gelatine**. Forscherin Stephanie Seneff vom *Massachussets Institute of Technology* fand heraus, dass sämtliche konventionelle Gelatine in den USA Spuren des Herbizids Glyphosat (Round-up) aufweist, aufgrund der gegenwärtig üblichen Tierfütterung. Dr. Zach Bush konnte bereits zeigen, dass Glyphosat den Zonulin-Wert im Darmlumen anhebt, die Darmwand durchlässiger macht und dadurch den Grundstein für Autoimmunstörungen legt. Die Gelatine in Impfstoffen dient dem Zweck, in der Impfung enthaltene Mikroorganismen zum Wachsen zu bringen.

## DTaP-IPV (Kinrix)

Aluminium-Hydroxid, Rinderextrakt, Formaldehyd oder Formalin, Lactalbumin-Hydrolysat, Gewebe von Affennieren, Neomycin-Sulfat, Polymyxin B, Polysorbat 80

**Lactalbumin-Hydrolysat.** Lactalbumin wird auch zum Wachstum der Mikroorganismen eingesetzt und ist ein Fremdprotein, das vom Verdauungstrakt aus dem Blut ferngehalten werden sollte. Wenn fremde Proteine ins Blut gelangen, werden nämlich Antikörper produziert, die wiederum zu Autoimmunerkrankungen führen. Daher ist das in Impfstoffen enthaltene Lactalbumin in der Lage, derartige Autoimmunprozesse anzustoßen.

**Gewebe von Affennieren.** Ein weiteres Medium, um die Mikroorganismen aus der Impfung zum Wachsen anzuregen, das zudem in Verdacht steht, die Quelle von SV-40, einem krebserregenden Virus zu sein. Affennieren in Impfstoffen könnten darüber hinaus für die steigende Zahl an Krebsfällen bei Kindern, z. B. Leukämie, mit verantwortlich sein.

**Neomycinsulfat und Polymyxin B**. Dies sind zwei gängige Antibiotika, die den Impfstoff sterilisieren sollen. Zur damaligen Zeit war über die routinemäßige Beigabe von Antibiotika zu Impfstoffen für Kinder noch wenig bekannt. Man weiß jedoch heute, dass alle Antibiotika die Entwicklung der Darmflora beeinträchtigen (s. Kapitel 4).

## DTaP-Hep B- IPV (Pediarix)

Aluminium-Hydroxid, Aluminiumphosphat, Rinderextrakt, Lactalbumin-Hydrolysat, Formaldehyd oder Formalin, Glutaraldehyd, Gewebe von Affennieren, Neomycin, Polymyxin B, Polysorbat 80, Hefeprotein.

**Hefeprotein**. Ein Sammelbegriff für verschiedene Formen von Hefeextrakten, die allesamt Mono-Natrium-Glutamat

(MSG) enthalten, ein bekanntes Neurotoxin. Damit verbundene Symptome sind Kopfschmerzen, Schlafstörungen, Reizdarm, Asthma, Diabetes, Demenz, AD(H)S, Anfallsleiden, Hirnschlag und Allergien. Die meisten Impfstoffe werden auf Nährböden herangezogen, die bis zu 10 % Glutaminsäure enthalten, ein Vorläufer von MSG. So ist auch MSG in bestimmten Mengen enthalten.

## HiB/Hep B (Comvax)

Aminosäuren, Aluminium-Hydroxyphosphat, Sulfide, Dextrose, Formaldehyd oder Formalin, Mineralsalze, Natriumborat, Sojapepton, Hefeprotein.

**Sojapepton**. Eine Form von Sojaprotein, die als Nährmedium für das Wachstum von Impfviren dient. Viele Menschen sind heutzutage allergisch gegen Soja und Sojaprodukte. Es ist möglich, dass die intravenöse Gabe von Impfungen in der Kindheit teilweise verantwortlich ist für diese Sensibilität gegen Sojaproteine.

## HPV (Cervarix)

3-O-Desacyl-4'-Monophosphoryl-Lipid-A (MPL), Aluminium-Hydroxid, Aminosäuren, Insektenzellprotein, Mineralsalze, Natriumdihydrogen-Phosphatdihydrat, Vitamine.

**3-O-Desacyl-4'-Monophosphoryl-Lipid-A und Insektenzellprotein.** Über diese relativ neuen Bestandteile weiß man nur, dass sie markengeschützte Adjuvantien des

Impfherstellers GlaxoSmithKline sind. Wie alle Adjuvantien sollen sie die Immunantwort stimulieren und setzen sich aus tierischem oder pflanzlichem Protein bzw. Fett zusammen. Dieses Protein bzw. Fett provoziert eine Immunreaktion, wenn es Menschen verabreicht wird.

## HPV (Gardasil)

Aminosäuren, Amorphes Aluminium-Hydroxyphosphat-Sulfat, Kohlenhydrate, L-Histidin, Mineralsalze, Polysorbat 80, Natriumborat, Vitamine.

**L-Histidin.** Histidin gilt als essenzielle Aminosäure, eine toxische Wirkung kann jedoch bei intravenöser Gabe mittels einer Impfung nicht ausgeschlossen werden. Die FDA hat festgelegt, dass es aufgrund dieses unsicheren Status schwangeren und stillenden Frauen nicht verabreicht werden darf.

## Influenza (Fluvirin)

Beta-Propiolacton, Hühnereiprotein, Neomycin, Polymxyxin B, Polyloxymethylene 9-10 Nonyl-Phenol (Triton N-101, Octoxynol 9), Thiomersal

**Hühnereiprotein**. Eier zählen zu Lebensmitteln mit hohem Allergenpotenzial. Allergische Reaktionen auf dieses Protein haben sich im Impfzeitalter erhöht. Indem man Kindern diesen Stoff früh impft, schafft man eine lebenslange Sensitivität, die zu einer handfesten Allergie werden kann.

**Thiomersal.** Ist die konservierte Form von Quecksilber. Wird hauptsächlich Impfungen beigefügt, um bakterielles Wachstum einzudämmen, viele Hg-Verbindungen wirken nämlich antibiotisch. Wenn auch Thiomersal bis 2004 aus den meisten Impfungen technisch gesehen entfernt wurde (nicht aus allen), so wird es dennoch weiterhin im Herstellungsprozess eingesetzt und abschließend „abgeseiht", wobei nur „Spuren" zurückbleiben. Zur Einordnung:[95]

2 *parts per billion* (ppb) ist der zugelassene Grenzwert für Quecksilber in Trinkwasser.
Ab 200 ppb macht Quecksilber flüssige Abfälle offiziell zu giftigem Sondermüll.
2.000 ppb Quecksilber gelten z. B. in der Grippeschutzimpfung als „Spurenelement".
50.000 ppb Quecksilber werden mit einer Multiprophylaxe gegen Grippe verabreicht, unter den Geimpften viele Kinder und schwangere Frauen.

Quecksilber ist ein seit Jahrzehnten erforschtes, sehr starkes Neurotoxin, das, wenn es sich zum ZNS Zutritt verschaffen kann, Nervenschäden aller Art auslöst. Darüber hinaus wird es direkt mit Autismus bei Kindern in Verbindung gebracht. Eine 2003 in der Zeitschrift *Pediatric Rehabilitation* veröffentlichte Studie besagt: „Die Studie liefert zusätzliche epidemiologische Nachweise für den Zusammenhang zwischen der Quecksilberzunahme durch thiomersalhaltige Impfungen und neurologische Entwicklungsstörungen."[96] Um sich einen Überblick über die bestehende Forschung zu diesem Thema zu verschaffen, empfehle ich unbedingt *Der große Impfreport* von Neil Z. Miller.

## MMR (MMR-II)

Aminosäuren, Rinderserumalbumin, Hühnerembryofibroblasten, Humanalbumin, Gelatine, Mononatrium-L-Glutamat, Neomycin, Phosphatpuffer, Sorbitol, Saccharose, Vitamine

Die MMR-Impfung enthält drei Lebendimpfstoffe, die alle auf biologischen Nährböden gezüchtet werden. Das Medium setzt sich hier aus Aminosäuren und Proteinen von Kühen, Hühnern und Föten aus Abort zusammen. Proteine direkt oder als aufgespaltene Aminosäuren in den Körper zu injizieren ist ein Weg, auf dem antikörpervermittelte Autoimmunreaktionen provoziert werden.

## MMRV (ProQuad)

Rinderserumalbumin, Gelatine, Humanalbumin, Mononatrium-L-Glutamat, MRC-5-Zellprotein, Neomycin, Natriumdiphosphat, Natriumbicarbonat, Sorbitol, Saccharose, Kaliumphosphat monobasisch, Kaliumchlorid, Kalium

**MRC-5.** Ist ein Derivat vom menschlichen Fötus nach Abort. Etwas, das den Autoimmunprozess unwiderruflich in Gang setzen kann, ist die Verunreinigung des Blutes mit Fremd-DNA während der Impfstoffgewinnung durch Gewebsnekrose. Diese freie DNA muss markiert und eliminiert werden und dies setzt den Zyklus der Gewebszerstörung und DNA-Vermischung in Gang. Zur Eliminierung der DNA werden zusätzliche Antikörper produziert, was weiteres Gewebe zerstört. Eine Studie aus dem Jahr 1995 von Dr. Helen Ratajczak konnte zeigen, dass Autismus bei Versuchsratten in die Höhe schnellte, nachdem Impfstoffen unmarkierte Human-DNA beigesetzt wurde.[97] Bei Bluttransfusionen ist es unerlässlich, dass Spender und Empfänger auf ihre Kompatibilität geprüft werden; diese „Typisierung" finden wir bei Impfungen nicht. Indem wir auf Grundlage von MRC-5-Zellen impfen, führen wir Human-DNA in fremde Empfänger ein.

**Mononatrium-L-Glutamat (MSG).** Die meisten werden wissen, was das „Chinarestaurant-Syndrom" ist, das man nach dem Verzehr von zu viel Glutamat aus chinesischem Essen bekommen kann. Viele Menschen sind selbst auf geringste Mengen MSG hochempfindlich, sogar bei oraler Aufnahme. Es zu injizieren ist jedoch noch schlimmer. Die gängigsten Symptome bei einer MSG-Überlastung sind Kopfschmerzen, Anfallsleiden, Asthma sowie neurologische Entwicklungsverzögerungen, die nach langfristigem Gebrauch auftreten können.

## Rotaviren (RotaTeq)

Zellkultur auf Nährmedium, Fötales Rinderserum, Natriumcitrat, Natriumdiphosphat als monobasisches Monohydrat, Natriumhydroxid, Saccharose, Polysorbat 80.

Der Impfstoff wird verabreicht, um eine bekannte Durchfallerkrankung bei (Klein-)Kindern zu bekämpfen.

## DTaP (Boostrix)

Aluminiumphosphat, Formaldehyd oder Formalin, Glutaraldehyd, 2-Phenoxyethanol

Dies ist laut Impfplan der Seuchenschutzbehörde (CDC) die erste DTP-Auffrischungsimpfung, die Kinder nach der Basisimpfung noch 4 weitere Male erhalten sollen.

## Varicella (Varivax)

Rinderserumalbumin, Ethylendiamin-Tetraacetatsäure, Natrium (EDTA), Gelatine, Mononatrium-L-Glutamat, MRC-5 DNA und Zellprotein, Neomycin, Kaliumchlorid, Kaliumphosphat monobasisch, Natriumphosphat monobasisch, Saccharose

Dies ist die Standardimpfung gegen Windpocken (VZV), deren Inhaltsstoffe in diesem Buch bereits diskutiert wurden.

# Weiterführende Literatur und Bezugsquellen

## Bücher

Campbell-McBride, Natasha: GAPS – Gut and Psychology Syndrome: Wie Darm und Psyche sich beeinflussen. Kandern: Unimedica im Narayana Verlag 2015.

Cowan, Thomas: Was lässt unser Herz schlagen? Auf neuen Erkenntnis- und Behandlungswegen von Herz-Kreislauf-Erkrankungen, Stuttgart: Verlag Freies Geistesleben & Urachhaus, 2020.

Elsegood, Linda: The LDN Book: How a Little-Known Generic Drug – Low Dose Naltrexone – Could Revolutionize Treatment for Autoimmune Diseases, Cancer, Autism, Depression, and More. Chelsea Green Publishing Co, White River Junction: 2016.

Fallon, Sally/Enig, Mary: Das Vermächtnis unserer Nahrung: Das freie Kochbuch ohne politisch korrekte Ernährung. Mit der Heilkraft von über 700 zeitlosen Rezepten. Kandern: Unimedica im Narayana Verlag 2016.

Humphries, Suzanne/Bystrianyk, Roman: Die Impf-Illusion: Infektionskrankheiten, Impfungen und die unterdrückten Fakten. Rottenburg am Neckar: Kopp-Verlag 2015.

Katz, Sandor Ellix: Die Kunst des Fermentierens: Eine tiefgreifende Erforschung grundlegender Konzepte und Prozesse aus aller Welt, 2. Aufl., Rottenburg am Neckar: Kopp-Verlag 2017.

Ling, Gilbert N.: Life: At the Cell and Below Cell Level. Nampa: Pacific Press 2001.

Lipton, Bruce: Intelligente Zellen – Wie Erfahrungen unsere Gene steuern. Dorfen: KOHA Verlag 2016.

Miller, Neil Z.: Der große Impfreport: 400 kritische Studien für Eltern und Forscher. Kandern: Unimedica im Narayana Verlag 2020.

Pollack, Gerald: Wasser – viel mehr als $H_2O$: Bahnbrechende Entdeckung: Das bisher unbekannte Potenzial unseres Lebenselements. Kirchzarten: VAK 2015.

Steiner, Rudolf: Gesamtausgabe Vorträge, öffentliche Vorträge. URL http://fvn-archiv.net/PDF/GA/GA084.pdf [05.09.2020]

## Dokumentarfilme

Vaxxed – Die schockierende Wahrheit!?, 2016.

Vaxxed 2 – Das Ende des Schweigens, 2019.

## Bezugsquellen

Die meisten der im Buch erwähnten Produkte sind in gängigen Naturkostläden erhältlich. Sie können sie auch direkt über unseren Online-Shop www.narayana-verlag.de in der Kategorie „Naturkost" erhalten. Dort finden Sie ein großes Sortiment an ausgewählten Naturkostprodukten, u. a. kaltgepresste Öle, Kolostrum und weitere Nahrungsergänzungsmittel zur GAPS-Diät. Auch Nahrungsergänzungsmittel unserer Eigenmarke „Unimedica" und viele Superfoods sind dort erhältlich.

### Niedrig dosiertes Naltrexon (LDN)

Um eine Verschreibung für LDN zu bekommen, halten Sie vor Ort Rücksprache mit Ihrem Hausarzt, um das Privatrezept bzw. das grüne Rezept zu erhalten, und wenden sich anschließend an die Apotheke Ihres Vertrauens.

### Kolostrum

Es gibt viele gute Online-Bezugsquellen für Kolostrum in Pulverform.

### Ion Gut (ehemals „Restore") Humanbasiertes Mineralergänzungsmittel

In Deutschland erhältlich über www.ninelife.de

### Adya Clarity Wasserreinigung /-filterung /-aufbereitung

www.adyawater.com

### Tribest Duet Wasserrevitalisierung

www.tribestlife.com

### Miron Glass Violettgläser

www.mironglass.com/de

### Flaska Wasserflaschen

www.flaska.de

# Über den Autor

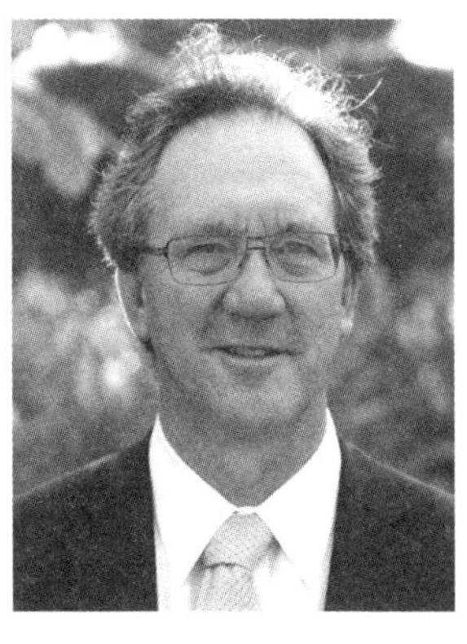

Der anthroposophische Arzt Dr. Thomas Cowan hat bereits zu zahlreichen medizinischen Themen – darunter Ernährung, Homöopathie, Anthroposophische Medizin und Kräutermedizin – geschrieben. Er ist Autor von Was lässt unser Herz schlagen? und The Fourfold Path to Healing sowie Co-Autor (zusammen mit Sally Fallon Morell) von The Nourishing Traditions Book of Baby and Child Care.

Dr. Cowan war Vizepräsident der Ärztlichen Vereinigung für Anthroposophische Medizin in den USA und ist Gründungsmitglied der Weston A. Price Foundation. Er schreibt die Kolumne „Frag den Doktor" in Wise Traditions in Food, Farming and the Healing Arts (der Vierteljahreszeitschrift der Weston A. Price Foundation), hält Vorträge in den USA und Kanada und ist Mitbegründer des Familienunternehmens Dr. Cowan's Garden. Er hat drei erwachsene Kinder und praktiziert derzeit als niedergelassener Arzt in San Francisco, wo er gemeinsam mit seiner Frau Lynda Smith lebt.

# Referenzen

1. "Vaccine Requirements vs. Federal Vaccine Recommendations," National Vaccine Information Center, 2018
2. „Technavio geht davon aus, dass der weltweite Sektor für Humanvakzine seinen Marktwert bis 2020 auf nahezu 61 Millionen Dollar steigern wird", Business Wire, 2016.
3. Michelle Perro and Vincanne Adams, What's Making Our Children Sick?: How Industrial Food Is Causing an Epidemic of Chronic Illness, and What Parents (and Doctors) Can Do About It (White River Junction, VT: Chelsea Green Publishing, 2017), 7
4. "Autism Spectrum Disorder (ASD)," Data & Statistics, Centers for Disease Control and Prevention, 2012
5. Perro and Adams, What's Making Our Children Sick?
6. "Most Recent Asthma Data," Centers for Disease Control and Prevention, 2017
7. Perro and Adams, What's Making Our Children Sick?
8. Benjamin Zablotsky, Lindsey I. Black, and Stephen J.Blumberg, "Estimated Prevalence of Children with Diagnosed Developmental Disabilities in the United States, 2014–2016," National Center for Health Statistics, 2017
9. Edward F. McCarthy, "The Toxins of William B. Coley and the Treatment of Bone and Soft-Tissue Sarcomas," Iowa Orthopaedic Journal 26 (2006): 154–58
10. Carl Engelking, "Germ of an Idea: William Coley's CancerKilling Toxins," Discover Magazine, 2016
11. McCarthy, "The Toxins of William B. Coley."
12. Diese Zahlen wurden persönlich von Helen Coley Nauts übermittelt, Gründerin des *Cancer Research Institute* und Tochter von William B. Coley
13. Engelking, "Germ of an Idea."
14. Ebd.
15. McCarthy, "The Toxins of William B. Coley.
16. Ebd.
17. Ed Yong, "The Most Promising Cancer Therapy in Decades Is About to Get Better," Atlantic, 2016
18. Peter Good, "Did Acetaminophen Provoke the Autism Epidemic?" Alternative Medicine Review: A Journal of Clinical Therapeutic 14, no. 4 (2009): 364–72; and Stephen T. Schultz, et al., "Acetaminophen (Paracetamol) Use, Measles-Mumps-Rubella Vaccination, and Autistic Disorder: The Results of a Parent Survey," Autism: TheInternational Journal of Research and Practice 12, no. 3 (2008): 293–307.
19. W.H. Havinga, "Managing Measles. Giving Paracetamol for Fever Is Unnecessary," BMJ: British Medical Journal 314, no. 7095 (1997): 1692–93; and M.A. Phadke, P.V. Paranjape, and A.S. Joshi, "Ibuprofen in Children with Infective Disorders—Antipyretic Efficacy," British Journal of Clinical Practice 39, no. 11–12 (1985): 437–40

20. Ken Tsumiyama, Yumi Miyazaki, and Shunichi Shiozawa, "Self-Organized Criticality Theory of Autoimmunity," PLoS ONE 4, no. 12 (2009).
21. Carlo Perricone, et al., "Autoimmune/Inflammatory Syndrome Induced by Adjuvants (ASIA) 2013: Unveiling the Pathogenic, Clinical and Diagnostic Aspects," Journal of Autoimmunity 47 (2013): 1–16;
22. Tim Spector, "What a Hunter-Gatherer Diet Does to the Body," CNN, 2017
23. Ebd.
24. Raymond MacDougall, "NIH Human Microbiome Project Defines Normal Bacterial Makeup of the Body," National Institutes of Health, 2012
25. Ron Sender, Shai Fuchs, and Ron Milo, "Are We Really Vastly Outnumbered? Revisiting the Ratio of Bacterial to Host Cells in Humans," Cell 164, no. 3 (2016): 337–40.
26. Mei Chien Chua, et al., "Effect of Synbiotic on the Gut Microbiota of Cesarean Delivered Infants: A Randomized, Double-Blind, Multicenter Study," Journal of Pediatric Gastroenterology and Nutrition 65, no. 1 (2017): 102
27. Stephanie Seneff, "Why We Need to Reexamine the Risk/ Benefit Tradeoffs of Vaccines," Wise Traditions in Food, Farming and the Healing Arts, (Summer 2015).
28. Alessio Fasano, "Zonulin and Its Regulation of Intestinal Barrier Function: The Biological Door to Inflammation, Autoimmunity, and Cancer," Physiological Reviews 91, no. 1 (2011): 151–75
29. Kate O'Rourke, "Study Hints Gut Microbiome Plays a Role in Multiple Sclerosis," Gastroenterology & Endoscopy News, 2014.
30. Bret Stetka, "Could Multiple Sclerosis Begin in the Gut?" Scientific American, 2014
31. Pollack, Gerald: Wasser – viel mehr als H2O: Bahnbrechende Entdeckung: Das bisher unbekannte Potenzial unseres Lebenselements. Kirchzarten: VAK 2015
32. Sandra S. Chaves, et al., "Loss of Vaccine-Induced Immunity to Varicella over Time," New England Journal of Medicine 356, no. 11 (2007): 1121–29
33. "Monitoring the Impact of Varicella Vaccination," Centers for Disease Control and Prevention, 2016.
34. Erkki Pesonen, et al., "Dual Role of Infections as Risk Factors for Coronary Heart Disease," Atherosclerosis 192, no. 2 (2007): 370–75
35. Graciela Gutierrez, "History of Chicken Pox May Reduce Risk of Brain Cancer Later in Life," Baylor College of Medicine, 2016
36. "Shingles Surveillance," Centers for Disease Control and Prevention, 2017.
37. W. Katherine Yih, et al., "The Incidence of Varicella and Herpes Zoster in Massachusetts as Measured by the Behavioral Risk Factor Surveillance System (BRFSS) during a Period of Increasing Varicella Vaccine Coverage, 1998–2003," BMC Public Health 5 (2005): 68
38. M. Brisson, et al., "Exposure to Varicella Boosts Immunity to Herpes-Zoster: Implications for Mass Vaccination against Chickenpox," Vaccine 20, no. 19–20 (2002): 2500–2507.
39. Yih et al., "The Incidence of Varicella and Herpes Zoster in Massachusetts."
40. G. S. Goldman, "Cost-Benefit Analysis of Universal Varicella Vaccination in the U. S. Taking into Account the Closely Related Herpes-Zoster Epidemiology," Vaccine 23, no. 25 (2005): 3349–55
41. Sara L. Thomas, Jeremy G. Wheeler, and Andrew J. Hall, Contacts with Varicella or with Children and Protectionagainst Herpes Zoster in Adults: A Case-Control Study, Lancet 360, no. 9334 (2002): 678–82

42. Colleen Chun, et al., "Laboratory Characteristics of Suspected Herpes Zoster in Vaccinated Children," Pediatric Infectious Disease Journal 30, no. 8 (2011): 719–21
43. Ebd.
44. G. S. Goldman and P. G. King, "Review of the United States Universal Varicella Vaccination Program: Herpes Zoster Incidence Rates, Cost-Effectiveness, and Vaccine Efficacy Based Primarily on the Antelope Valley Varicella Active Surveillance Project Data," Vaccine 31, no. 13 2013): 1680–94.
45. Eric Sagonowsky, "Merck's Zostavax Draws New Litigation from Patients Alleging They Contracted Shingles," FiercePharma, 2017.
46. Wellington Sun and US Food and Drug Administration, Letter to Merck Sharp & Dohme Corp., "August 28, 2014 Approval Letter—ZOSTAVAX," 2014
47. Sagonowsky, "Merck's Zostavax Draws New Litigation."
48. R. E. Fried, "Herpes Zoster," New England Journal of Medicine, no. 18 (2013): 369
49. Yi Chun Lai and Yik Weng Yew, "Severe Autoimmune Adverse Events Post Herpes Zoster Vaccine: ACaseControl Study of Adverse Events in a National Database," Journal of Drugs in Dermatology 14, no. 7 (2015): 681–84
50. Eric Sagonowsky, "Zostavax Patients Sue Merck, Claiming Shingles Shot Caused Injuries and Death," FiercePharma, 2017.
51. Sagonowsky, "Merck's Zostavax Draws New Litigation."
52. Eric Sagonowsky, "GlaxoSmithKline's Bexsero, Shingrix to Pass $1B Sales Mark by 2022: Report," FiercePharma, 2017. 22. J. B. Handley, "10 Reasons CDC Employees Should Be Crying in the Hallways,'" Medium (blog), 2017
53. J. B. Handley, "10 Reasons CDC Employees Should Be 'Crying in the Hallways,'" Medium (blog), 2017.
54. Ebd.
55. Ebd.
56. "What Is Polio?" Centers for Disease Control and Prevention, 2017
57. Dan Olmsted, "The Age of Polio Series: Explosion," Age of Autism: Daily Web Newspaper of Autism Epidemic (blog), 2016; and Dan Olmsted and Mark Blaxill, "The Age of Polio: How an Old Virus and New Toxins Triggered a Man-Made Epidemic," Age of Autism: Daily Web Newspaper of Autism Epidemic (blog), 2011
58. Ebd.
59. Ebd.
60. Ebd.
61. Ebd.
62. Ebd.
63. Douglas M. Considine,Van Nostrand's Scientific Encyclopedia, Fifth Edition, 1775, (Ann Arbor, MI: Van Nostrand Reinhold, 1995).
64. Olmsted, "The Age of Polio Series: Explosion"; and Olmsted and Blaxill, "The Age of Polio."
65. Marco Cáceres, "How Scientific Was the Identification of Poliovirus?" The Vaccine Reaction (blog), 2017.
66. "What Is Polio?" Centers for Disease Control and Prevention, 2017.
67. Søren Wengel Mogensen, et al., "The Introduction of Diphtheria-Tetanus-Pertussis and Oral Polio Vaccine among Young Infants in an Urban African Community: A Natural Experiment," EBioMedicine 17 (2017): 192–98.

68. Morton S. Biskind, "Public Health Aspects of the New Insecticides," American Journal of Digestive Diseases 20, no. 11 (1953): 331–41
69. Olmsted, "The Age of Polio Series: Explosion"; and Olmsted and Blaxill, "The Age of Polio."
70. Daniel Dresden, Physiological Investigations into the Action DDT (Arnhem, Netherlands: G.W. Van Der Wiel & Co., 1949).164
71. Ralph R. Scobey, "The Poison Cause of Poliomyelitis and Obstructions to Its Investigation," Archives of Pediatrics 69, no. 4 (1952): 172–93.
72. Biskind, "Public Health Aspects of the New Insecticides.
73. Public Law 518, Federal Statutes, Volume 68, 1954, p. 511. Public Law 905, Federal Statutes, 1956
74. G.C. Brown, W.R. Lenz, and G.H. Agate, "Laboratory Data on the Detroit Poliomyelitis Epidemic—1958," Journal of the American Medical Association 172 (1960): 807–12
75. Yasuhiko Kubota, et al., "Association of Measles and Mumps with Cardiovascular Disease: The Japan Collaborative Cohort (JACC) Study," Atherosclerosis 241, no. 2 (2015): 682–86; M.L. Newhouse, et al., "A Case Control Study of Carcinoma of the Ovary," British Journal of Preventive & Social Medicine 31, no. 3 (1977): 148–53; K.F. Kölmel, O. Gefeller, and B. Haferkamp, "Febrile Infections and Malignant Melanoma: Results of a Case-Control Study," Melanoma Research 2, no. 3 (1992): 207–11; H.U. Albonico, H.U. Bräker, and J. Hüsler, "Febrile Infectious Diseasesin the History of Cancer Patients and Matched Controls," Medical Hypotheses 51, no. 4 (1998): 315–20; and Maurizio Montella, et al., "Do Childhood Diseases Affect NHL and HL Risk? A Case-Control Study from Northern and Southern Italy," Leukemia Research 30, no. 8 (2006): 917–22
76. "The Story of . . . Smallpox—and Other Deadly Eurasian Germs," PBS.org, 2005
77. Physicians for Informed Consent, "Disease Information Statement, Measles: What Parents Need to Know," updated December 2017.
78. T.C. Merigan and D.A. Stevens. "Viral Infections in Man Associated with Acquired Immunological Deficiency States," Federation Proceedings 30, no. 6 (1971): 1858–64.165
79. Søren Wengel Mogensen, et al., "The Introduction of Diphtheria-Tetanus-Pertussis and Oral Polio Vaccine among Young Infants in an Urban African Community: A Natural Experiment," EBioMedicine 17 (2017): 192–98. doi:10.1016/j.ebiom.2017.01.041.
80. Alessio Fasano, "Zonulin, Regulation of Tight Junctions, and Autoimmune Diseases," Annals of the New York Academy of Sciences 1258, no. 1 (2012): 25–33.
81. Sydney Spiesel, Dara Kass, and Brian Thomas Fletcher, "Tales from the Nursery," Slate, 2006.
82. Sally Fallon Morell and Thomas S. Cowan, Das Vermächtnis unserer Nahrung
83. Institute of Medicine Vaccine Safety Committee, "Death," in Adverse Events Associated with Childhood Vaccines: Evidence bearing on Causality, edited by Kathleen R. Stratton, Cynthia J. Howe, and Richard B. Johnston (Washington, DC: National Academies Press, 1994).
84. Michel J. Smith and Charles R. Woods, "On-time Vaccine Receipt in the First Year Does Not Adversely Affect Neuropsychological Outcomes," Pediatrics 125, no. 6 (2010)
85. Department of Health and Human Services, Food and Drug Administration, Document NDA 12-626/S-019, Federal Food, Drug and Cosmetic Act for Dextrose Injections
86. "Hyperstimulation of the immune system by various (vaccine) adjuvants, including aluminum, carries an inherent risk for serious autoimmune disorders affectingthe central nervous system." Christopher A. Shaw and L. Tomljenovic, "Aluminum in the Central Nervous

System (CNS): Toxicity in Humans and Animals, Vaccine Adjuvants, and Autoimmunity," Immunologic Research 56, no. 2–3 (2013): 304–16

87. Ebd.
88. Our results … suggest that a causal relationship may exist between the amount of [aluminum] administered to preschool children at various ages through vaccination and the rising prevalence of [autism spectrum disorders]." Lucija Tomljenovic and Christopher A. Shaw, "Do Aluminum Vaccine Adjuvants Contribute to the Rising Prevalence of Autism?" Journal of Inorganic Biochemistry 105, no. 11 (2011): 1489–99.
89. "On the grounds of our clinical and experimental data, we believe that increased attention should be paid to possible long-term neurologic effects of continuously escalating doses of alum-containing vaccines administered to the general population." R. K. Gherardi and F. J. Authier, "Macrophagic Myofasciitis: Characterization and Pathophysiology," Lupus 21, no. 2 (2012): 184–89
90. International Agency for Research on Cancer Working Group on the Evaluation of Carcinogenic Risks to Humans, "Formaldehyde, 2-Butoxyethanol and 1-TertButoxypropan-2-Ol," IARC Monographs on the Evaluation of Carcinogenic Risks to Humans 88 (2006): 1–478.
91. National Toxicology Program, "NTP 12th Report on Carcinogens," Report on Carcinogens: Carcinogen Profiles 12 (2011): iii–499.
92. Scott M. Ravis, et al., "Glutaraldehyde-Induced and Formaldehyde-Induced Allergic Contact Dermatitis among Dental Hygienists and Assistants," Journal of the American Dental Association 134, no. 8 (2003): 1072–78; S. Quirce, "Glutaraldehyde-Induced Asthma," Allergy 54, no. 10 (1999): 1121–22; Errol Zeiger, Bhaskar Gollapudi, and Pamela Spencer, "Genetic Toxicity and Carcinogenicity Studies of Glutaraldehyde—A Review," Mutation Research 589, no. 2 (2005): 136–51; and Shahla Azadi, Kimberly J. Klink, and B. Jean Meade, "Divergent Immunological Responses Following Glutaraldehyde Exposure," Toxicology and Applied Pharmacology 197, no. 1 (2004): 1–8.
93. "2-Phenoxyethanol MSDS," Material Safety Data Sheet, ScienceLab.com, 2013.
94. "Polysorbate 80 Risks," Vaccine Choice Canada (blog), 2013.
95. "Mercury in Vaccines FAQs," National Vaccine Information Center, 2018.
96. David A. Geier and Mark R. Geier, "An Assessment of the Impact of Thimerosal on Childhood Neurodevelopmental Disorders," Pediatric Rehabilitation 6, no. 2 (2003): 97–102.
97. Helen V. Ratajczak, "Theoretical Aspects of Autism: Causes—A Review," Journal of Immunotoxicology 8, no. 1 (2011): 68–79

# Stichwortverzeichnis


## A

Abendessen 172
Abort 195
Adenosin-Triphosphat (ATP) 63–64, 67, 71
Adjuvantien 33, 89, 127, 193
Allergien 6, 45, 122, 189, 192
  Nahrungsmittelallergien 12, 155
Anfallsleiden 192, 196
Antibiotika viii, 20, 23–26, 29, 43, 88, 122, 137, 178, 191
Antipyretika 17, 24
Arthritis ix, 4, 32, 47–51, 55, 100, 122, 138–139, 152, 154, 157
  juvenile 152
  rheumatoide 47–50
  Asthma 6, 12, 14–15, 47–48, 90, 138, 152, 155, 189, 192, 196
Aufmerksamkeitsdefizit-/Hyperaktivitätssyndrom AD(H)S 15, 181, 192
Autoimmunprotokoll 134, 158
Ayurveda 32

## B

Blut-Hirn-Schranke 88–89, 189

## C

Colitis ulcerosa 6, 152
Cowan-Autoimmundiät 146–148, 154, 159, 161, 169–170, 172

## D

Depression 54
Diabetes 52, 192
Diphtherie 15, 89–90, 114, 135
DNA-Mutationen 86

## E

Entwicklungsstörung 15, 195
Enzephalitis 88, 123
Epilepsie 14
Erysipel 20–21

## F

Fermentprodukte, milchsaure 166
Fiebertherapie 21–22
Frühstück 170, 172

## G

GAPS-Diät (Gut and Psychology Syndrome) 45, 140, 145–147, 159, 165
Gelbfieber 9
Glyphosat 44–45, 88–90, 137, 147–148, 154–155, 165, 190
Gürtelrose 4, 96–102

## H

Hashimoto-Thyreoiditis 34, 47–50, 53–54, 152, 154, 157
Hautausschläge 14, 31, 121, 152
Healthy-Worker-Effekt 185
Hepatitis B 15, 188
Homöopathie 32
Human Microbiome Project (HMB) 37
Husten 29, 31, 56, 123

## I

Immunabwehr
  humorale 28, 30, 34, 47–48, 124
  zelluläre 28–33, 35, 53, 124–125, 127–130, 138
  Immunantwort 9, 17, 22, 24, 28–29, 32, 45, 47, 49, 51–54, 89–90, 128, 130, 137, 193
  humorale 6, 129, 152
  zelluläre 29, 32, 34
  zweistufige 31
Impfungen ix, 2–6, 8, 14, 17, 24, 26, 32–35, 45–46, 80, 85–86, 88–89, 95, 103–104, 122, 124, 128, 136–137, 154, 176–177, 179–186, 192, 194–196, 199
  DTP-Impfung 114, 135
  Masernimpfung 34, 120, 126–130, 135
  MMR-Impfung 88, 184–186, 195
  OPV-Impfung (Orale Polio-Vakzine) 135
  Polioimpfung 103, 127
  Windpockenimpfung 92–93, 97–99, 102
  Influenza 193

## K

Katarakt 52
Keuchhusten 15, 90, 114, 121, 135, 178
Kinderlähmung 2, 5, 15, 103–104, 112, 116
Kolostrum 141, 155–157, 166, 200
Krebs ix, 21, 32
  Brustkrebs 57
  Knochenkrebs 19

## L

Leaky Gut 44–45, 51, 155
Lernen
  Langsamlerner 13
  Lernblockaden 15
  Lernstörungen 90
Leukämie 90, 191
Liquefaktion 87–88, 124
Lungenentzündung 52, 123
Lupus erythematodes 47
Lymphom 52

## M

Magen-Darm-Trakt (GIT) 38
Makronährstoffgehalt 164
Malaria 9, 109
Masern ix, 4, 9, 15, 120–131
Meningitis 15

Menstruationsstörungen 54
Mikrovilli 38, 44–45, 51–52, 147, 159
Mittagessen 171
Morbus Basedow 47, 144–145, 157
Morbus Crohn 6, 152
Müdigkeit 142
Multiple Sklerose (MS) 47
Mumps 15

## N

Nahrungsqualität 161
Nahrungsvielfalt 37, 167
Naltrexon (LDN) 139, 149, 200
Natrium-Kalium-Pumpe (Na+/K+) 59–60, 64, 66, 72, 85
Nephrotisches Syndrom 130
Neurodermitis 6, 47, 90, 152, 155

## O

Ödeme 129
Orale Toleranz-Therapie 157
Organ-Präparate 157
Orientierung, räumliche 61, 75, 84

## P

Pemphigus vulgaris 47, 140–141
personal space 82
Pfeiffersches Drüsenfieber 121
Poliomyelitis siehe Kinderlähmung 103–104, 106–107, 114–115, 117, 119
Pseudokrupp 121
Psoriasis 152

## R

Restore 139, 154–155, 200
Röteln 15, 121
Round-up 88, 190

## S

Sarkom 22
Scharlach 121
Schilddrüsenfunktionsstörung 54
Schlaflosigkeit 54, 142
Specific Carbohydrate Diet (SCD) 45
Streptococcus pyogenes 21

## T

Tagesmenüs 170
Tetanus 13, 15, 114, 135
Toxine 22, 40–41, 44–45, 87–88, 110, 113, 118–119, 138, 147, 154, 169

## U

Übelkeit 142, 145
Unfruchtbarkeit 54, 145, 190

## V

Varizella zoster 28
Verdauungsstörungen 14
Vitamine vii, 74, 166–167, 192–193, 195
  Vitamin A 93, 126, 135–136
    Vitamin-A-Mangel 135–136
  Vitamin C 93, 178

## W

Windpocken ix, 4, 9, 15, 29–30, 92–96, 98–99, 121, 123, 178, 197
Windpockenvirus (Varizella Zoster) 28

## Z

Zellgifte 86
Zöliakie 45, 51–52

## Anerkennung zu „Impfungen und Autoimmunerkrankungen – Wie Impfstoffe neue Kinderkrankheiten auslösen"

„Dr. Tom Cowan hat ein unterhaltsames, ansprechendes und leicht zugängliches Buch vorgelegt, das über die Gefahren der heutzutage hochaggressiven Impfkampagnen aufklärt. Ich schätze ganz besonders den Schwerpunkt des Buches, wie impfvermittelte Antikörperreaktionen Autoimmunität hervorrufen können. Sein Buch ist ein großartiger Beitrag zur wachsenden Sammlung von Werken, die aufzeigen, warum Impfungen nicht die beste Strategie zum Schutz gegen Infektionskrankheiten sind."

— STEPHANIE SENEFF, Forschungsbeauftragte am MIT, Computer Science and Artificial Intelligence Laboratory

„Ich möchte Dr. Tom Cowan für dieses Buch danken! Wir scheinen vergessen zu haben, dass der menschliche Körper ein Teil der Natur ist; je mehr wir uns von der Natur entfernen, umso kränker werden wir, und den höchsten Preis dafür, was die moderne Gesellschaft der Umwelt und unseren Körpern antut, werden unsere Kinder bezahlen müssen. Dieses Buch wird den Leser zum Denken anregen. Ich kann es nur empfehlen!"

— DR. NATASHA CAMPBELL-MCBRIDE, Autorin von *Gut and Psychology Syndrome*

„Tom Cowans *„Impfungen und Autoimmunerkrankungen – Wie Impfstoffe neue Kinderkrankheiten auslösen"* ist zugleich brillant und wunderbar einfach. Er teilt mit uns Wissen, das nicht an Universitäten gelehrt wird, das traditionelle Weisheit und gesunden Menschenverstand widerspiegelt und in die Intelligenz allen Lebens vertraut. Die Bedeutung von Kinderkrankheiten wie Windpocken und Masern zu verstehen ist für das Überleben unserer Art unerlässlich. Tom schafft es, alle Zusammenhänge miteinander zu verknüpfen und das zu erläutern, was oft falsch verstanden wird!"

— CILLA WHATCOTT, Produzentin des Films *Real Immunity*, Autorin von *There is a choice*

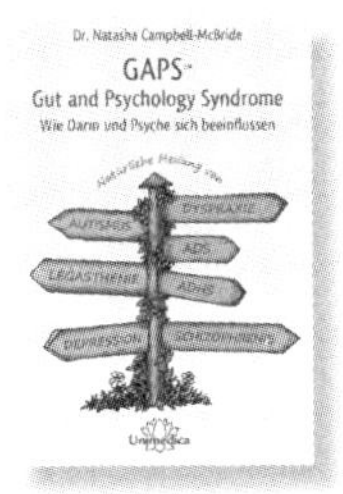

Natasha Campbell-McBride

## GAPS - Gut and Psychology Syndrome

Wie Darm und Psyche sich beeinflussen.

Natürliche Heilung von Autismus, AD(H)S, Dyspraxie, Legasthenie, Depression und Schizophrenie

*512 Seiten, geb., € 26,00*

Die GAPS-Diät ist das legendäre Ernährungsprogramm für verschiedenste Formen von Autismus, ADHS, Lernstörungen, Depression und Schizophrenie.

Ihr Buch ist ein praktischer Ratgeber für Eltern und Betroffene, der Schritt für Schritt die Grundlagen und Durchführung der GAPS-Diät erläutert. Die Autorin gibt klare Anweisungen zur Entgiftung, Beginn und Fortsetzung der Diät, Hinweise zur Bedeutung der Darmflora und der Gabe von Probiotika, zur Rolle von Impfungen sowie viele Rezepte für eine nährstoffreiche, naturbelassene Kost.

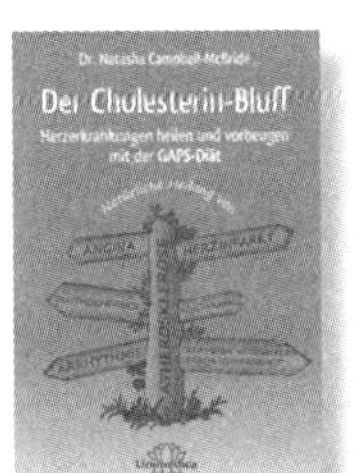

Natasha Campbell-McBride

## Der Cholesterin-Bluff

Herzerkrankungen heilen und vorbeugen mit der GAPS-Diät

*265 Seiten, geb., € 24,00*

Natürliche Heilung von Atherosklerose, Angina, Bluthochdruck, Arrhythmie, Herzinfakt, Schlaganfall und peripherer arterieller Verschlusskrankheit.

In DER CHOLESTERIN-BLUFF geht die Autorin auf die koronare Herzkrankheit ein, die durch Arteriosklerose verursacht wird, einer Erkrankung der Gefäßwände, die zu einer Verengung und anschließenden Verstopfung der Arterien und Herzkranzgefäße führt. Die konventionelle Medizin konnte bisher weder die genauen Entstehungsgründe noch wirksame Wege für ein Verhindern oder Heilen dieser Krankheiten aufzeigen. Natasha Campbell-McBride entkräftet den Mythos von „bösem" Cholesterin als alleinigem Schuldigen für Herzkrankheiten und erklärt, welche wichtige Rolle Cholesterin gerade auch im Körper älterer Menschen spielt.

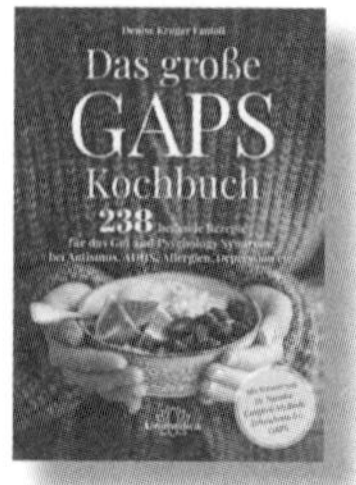

Denise Kruger Fantoli

## Das große GAPS Kochbuch

238 heilende Rezepte für das Gut and Psychology Syndrome gegen Autismus, ADHS, Allergien, Depressionen etc.

*313 Seiten, geb., € 34,80*

Alle Rezepte – von der Knochenbrühe über die Lamm-Tajine mit Feigen bis hin zum Birnen-Ingwer-Kuchen – sind leicht und schnell umsetzbar. Der Leser merkt sofort, dass die Autorin aus eigener Erfahrung schreibt.

Das Kochbuch baut auf der revolutionären Forschung von Dr. Natasha Campbell-McBride zum Gut and Psychology Syndrome (GAPS) auf. Bereits seit 20 Jahren erforscht die Neurologin und Ernährungswissenschaftlerin den Zusammenhang von psychischen Störungen, unserer Ernährung und dem Verdauungssystem. Kruger Fantoli lebte gemeinsam mit ihrer Familie drei Jahre lang nach der therapeutischen GAPS-Diät und stellte dabei beeindruckende gesundheitliche Fortschritte bei allen Familienmitgliedern fest. Daher macht sie die GAPS-Diät ausdrücklich auch Kindern schmackhaft.

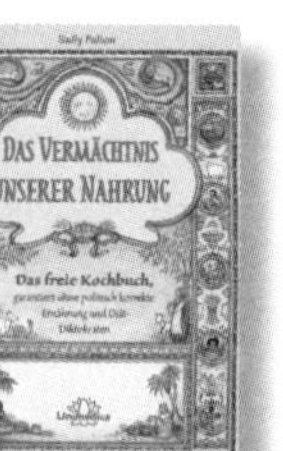

Sally Fallon / Mary Enig

## Das Vermächtnis unserer Nahrung

Das freie Kochbuch ohne politisch korrekte Ernährung

*544 Seiten, geb., € 34,00*

Das Werk vereint in über 700 köstlichen Rezepte, die anspruchsvolle Gourmets und Küchenneulinge überzeugen, die Weisheit unserer Vorfahren mit den neuesten Forschungsergebnissen. Es verrät uns, warum Getreide und Hülsenfrüchte eine spezielle Zubereitung erfordern, um aus ihnen den optimalen Nutzen zu ziehen, wie gesättigte Fettsäuren das Herz schützen und eine ballaststoffreiche und fettarme Ernährung zu Vitamin- und Mineralstoffmangel führen kann.

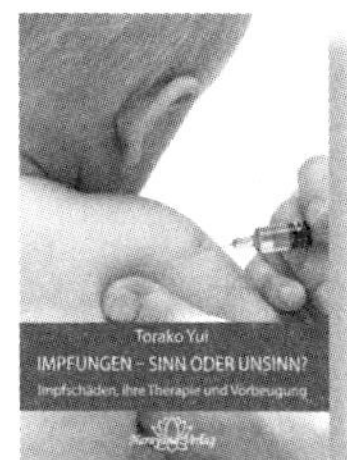


Torako Yui

## Impfungen - Sinn oder Unsinn?

Impfschäden, ihre Therapie und Vorbeugung

*180 Seiten, geb., € 29,00*

Anhand von eindrücklichen Fallbeispielen aus ihrer Praxis zeigt sie, wie Impfschäden erfolgreich behandelt werden können. Die Erkrankungen reichen von Ekzemen über Allergien bis zu Hyperaktivität und Entwicklungsstörungen. Detailliert erläutert Torako Yui die einzelnen Infektionskrankheiten und deren Impfungen wie z. B. Masern, Röteln, Polio. Sie erklärt die Impfstoffe und deren Wirkung und hilft, eine bewusste Entscheidung für oder gegen die jeweilige Impfung zu fällen.

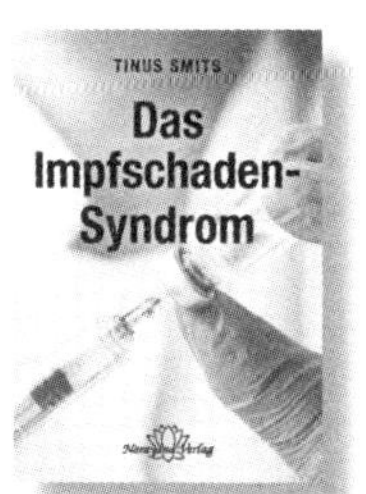


Tinus Smits

## Das Impfschaden-Syndrom

*88 Seiten, kart., € 12,80*

Wenn sich ein Patient von Symptomen, die nach einer bestimmten Impfung aufgetreten sind, durch die Gabe einer homöopathischen Verdünnung dieses Impfstoffes wieder erholt, ist damit der Beweis erbracht, dass die Impfung für die Symptome verantwortlich war.

Tausende von Kindern und Erwachsenen wurden so mit Erfolg behandelt und geheilt. Die Krankheitsbilder umfassen schwere und leichtere Erkrankungen wie Epilepsie, Autismus, chronisches Müdigkeitssyndrom, Allergien, Entwicklungs- und Verhaltensstörungen, Asthma, chronische Ohrinfektionen, Bronchitis, Ekzeme usw. Die Erfolgsrate von solchen Behandlungen ist hoch.